麻醉不简单

主编
方 浩
顾卫东

疼痛和生命的启示

上海科学技术出版社

图书在版编目（CIP）数据

麻醉不简单：疼痛和生命的启示 / 方浩, 顾卫东主编. -- 上海：上海科学技术出版社, 2025.4. -- ISBN 978-7-5478-7103-4

Ⅰ. R614

中国国家版本馆CIP数据核字第2025EJ1695号

麻醉不简单：疼痛和生命的启示
主编 方 浩 顾卫东

上海世纪出版（集团）有限公司 出版、发行
上海科学技术出版社
（上海市闵行区号景路159弄A座9F-10F）
邮政编码201101　www.sstp.cn
上海丽佳制版印刷有限公司印刷
开本890×1240　1/32　印张6.75
字数140千字
2025年4月第1版　2025年4月第1次印刷
ISBN 978-7-5478-7103-4/R·3236
定价：88.00元

本书如有缺页、错装或坏损等严重质量问题，请向工厂联系调换

内容提要

手术台上，随着麻醉药起效，患者沉沉睡去，仿佛生命被按下了暂停键。但你可曾想过，这看似简单的"睡去"背后，却隐藏着人类与疼痛抗争的漫长历史，以及关于生命脆弱与坚韧的深刻启示？

本书带你走进麻醉的世界，揭开这层神秘的面纱。这并不是一本枯燥的医学教科书，而是一部融合了医学、历史、哲学和人文思考的"跨界"作品——

从远古时期人类对疼痛的恐惧到现代医学对疼痛机制的探索，从华佗的"麻沸散"到现代麻醉技术的诞生，本书将带你回顾人类与疼痛抗争的历程，感受疼痛对生命的意义，讲述麻醉学发展史上那些惊心动魄的故事，展现人类智慧的伟大。这本书将带你踏上一段震撼心灵的旅程，让你重新认识疼痛、麻醉和生命。

现在，你准备好开启这段关于疼痛、麻醉和生命的探索之旅了吗？那就翻开这本《麻醉不简单：疼痛和生命的启示》，让我们一起踏入神奇的麻醉世界！

编委会

主编

方　浩　复旦大学附属中山医院
顾卫东　复旦大学附属华东医院

副主编

徐　威　复旦大学附属金山医院
吴品雯　复旦大学附属闵行医院

秘书

张细学　复旦大学附属华东医院
钟　江　复旦大学附属金山医院
王树欣　上海市老年医学中心

编委（按姓氏笔画排序）

方　浩　　上海市老年医学中心
王树欣　　上海市老年医学中心
冯　丽　　上海市老年医学中心
孙　宇　　上海交通大学医学院附属第九人民医院
张细学　　复旦大学附属华东医院
张　弩　　复旦大学附属闵行医院
吴品雯　　复旦大学附属闵行医院
於章杰　　上海交通大学医学院附属仁济医院
钟　江　　复旦大学附属金山医院
顾卫东　　复旦大学附属华东医院
徐　威　　复旦大学附属金山医院
贾继娥　　复旦大学附属眼耳鼻喉科医院
魏婉婷　　复旦大学附属闵行医院

序

在宏大的医学版图中,麻醉学是一门既古老又年轻的学科。说它古老,是因为自人类文明伊始,人们就在不断地探索如何减轻痛苦;说它年轻,则是因为直到近代,麻醉才成为一门系统的学科,并在手术室内外的诸多场景中发挥至关重要的作用。从气氛肃穆、分秒必争的手术室,到与死神激烈搏斗的重症监护室,从旨在驱散慢性疼痛的诊疗室,到为生命终章留存尊严的安宁病房,麻醉医生的身影始终不离不弃,牢牢守护患者的安全和尊严。《麻醉不简单:疼痛和生命的启示》这本书,正是对这一学科的全面解读,它不仅为我们展示了麻醉学的过去、现在和未来,更揭示了疼痛和麻醉在人类生命中的深刻意义。

我国的麻醉学事业已经取得显著进步,但大众对于麻醉学仍知之甚少,麻醉常常被误解为单纯的"打一针"或"睡一觉"。麻醉的真正内涵远不止于此,它是一个涉及患者安全、疼痛管理和心理支持的复杂过程。在手术室内,麻醉医生如同一位指挥家,负责协调各个环节，以确保手术的顺利进行和患者的舒适体验。因此，很有必要进行麻醉科普宣传。

这种科普宣传对于医患双方都是有益的。首先，增强大众对麻醉学的认知，可以提高医患沟通效率，增进医患信任，减少患者在围手术期对于麻醉与镇痛问题的焦虑；其次，普通大众了解麻醉学相关知识，可以提升健康素养，避免因对麻醉有顾虑而拖延就医；最后，科普宣传有利于吸引更多优秀的人才加入麻醉学的队伍中，助力学科的健康发展，最终造福社会。

疼痛是人类生活中无法避免的一部分，麻醉学也正是因疼痛而生，进而蓬勃发展。疼痛是身体的警报系统，提示我们注意潜在的危险或损伤。然而，过度或持久的疼痛却会成为一种折磨，严重影响生活质量。麻醉作为疼痛管理的重要手段，不仅为手术患者提供了无痛保障，更为无数患者带来了生的希望。本书深入浅出地介绍了疼痛的分类、机制及麻醉的发展历程，让读者在了解疼痛和麻醉知识的同时，也能感受到医学的神奇与魅力。

书中对全身麻醉、椎管内麻醉、神经阻滞等技术的介绍，让我们了解麻醉医生如何根据患者的具体情况，选择最合适的麻醉方案。他们不仅要确保患者在手术过程中无痛，更要时刻关注患者的生命体征，精准调控麻醉深度，以保障患者的安全。这是一项极具挑战性的工作，需要麻醉医生具备扎实的专业知识、敏锐的观察力和丰富的临床经验。

围手术期的麻醉管理，体现了麻醉医生全程守护患者的医者仁心。从术前的精心准备，到术中的精准操作，再到术后的悉心照料，每一个环节都关乎患者的安危与康复。书中对围手术期麻醉的详细介绍，让我们深刻感受到麻醉医生在患者整个治疗过程中的重要作用。他们不仅是在手术室里默默奉献的"幕后英雄"，更是患者生命安全的坚定守护者。

值得一提的是，书中还解答了公众对麻醉的诸多常见疑问，如麻醉对认知功能的影响、麻醉与饮酒习惯的关系等。这些内容不仅有助于减少患者及家属的疑虑和误解，更促进了医患之间的有效沟通。通过了解麻醉的相关知识，患者能够更好地配合治疗，与医生共同面对手术的挑战。

回顾麻醉学发展历史，不难发现麻醉学在药物、技术和理念方面正在快速进步，逐渐从经验医学发展为以患者个体化评估和治疗为特色的精准麻醉学。书中对麻醉历史的回顾，不仅让我们领略到医学发展的脉络，更让我们对那些为麻醉事业付出毕生努力的医学家们充满敬意。

在现代科学技术的推动下，精准医学理念方兴未艾，这也正是麻醉学发展的新方向。精准麻醉通过先进的监测技术和数据分析，根据患者个体差异进行个性化治疗，实现对患者生命体征的精确调控，减少术后并发症，加速患者康复。未来，随着人工智能、基因检测等技术的发展，麻醉医生将借助先进监测设备、大数据分析等手段，精准预测患者对麻醉药物的反应，从而为患者量身定制最优麻醉方案。在这一变革浪潮中，麻醉学将为患者带来更安全、更舒适的医疗体验，助力医学攀登新高峰。

本书以通俗易懂的语言和生动有趣的案例，为读者呈现了一个真实而全面的麻醉世界。它不仅是一本关于麻醉的科普读物，更是一本关于疼痛、关于人体、关于生命和未来的启示录。

希望每一位读者，无论是医学专业的莘莘学子，还是普通大众，都能从这本书中收获全新的感悟。医学生能从书中汲取专业知识，明晰未来研究与实践的方向，为投身麻醉学事业筑牢基础；普通读者能通过阅读本书减少对麻醉的误解与恐惧，增强健康意识，在就医时更从容自信。让我们共同期待麻醉学在精准医学道路上不断前行，攻克更多难题，创造更多奇迹。相信在麻醉医生和科研人员的不懈努力下，未来的麻醉学将实现更高精度的个性化治疗，让每一位患者都能享受到安全、舒适的医疗服务。

世界华人麻醉医师协会会长
上海交通大学医学院附属瑞金医院终身教授
2025 年春

前言

让我们想象一下：有一位即将接受手术的患者，心中充满了不安、焦虑和恐惧。随着麻醉药物起效，疼痛和紧张感逐渐消散，继而无影灯亮起，手术紧张而有序地开始了。然而，在这一幕的背后，人们往往忽视了手术台旁的麻醉医生们，正是有了他们温柔的安抚、细致的操作、全程的保护，外科医生才能专心手术，患者的生命安全才能得以保障。

在当今这个资讯发达的时代，公众对于麻醉常识的了解远远不够，在一定程度上存在着误解和偏见。有人认为麻醉仅仅"打一针"就可以完成，而实际上，麻醉涉及术前、术中、术后的全过程。还有些人认为，麻醉仅仅是解除疼痛，以便于手术，但实际上，麻醉医生更重要的工作是保障手术患者的生命安全。有些人误认为麻醉医生的工作范围仅限于手术室内，但实际上，麻醉医生的工作遍布全医院，还包括急危重症患者的抢救，以及多种无痛医疗服务的场所，如无痛胃肠镜、无痛分娩、无痛气管镜等。诸如此类的误解和认识偏差，不一而足。

问题是，对于麻醉的不了解会给患者带来什么风险吗？当然会。比如，对于手术和麻醉的不了解，可能会使患者产生不必要的恐惧和焦虑，而这可能延迟患者就医，从而延误病情，还可能在就医后不能合理配合术前准备，导致手术和麻醉风险增加、延长术后恢复时间。因此，向大众普及麻醉学知识，对于提升患者的医疗体验至关重要。患者了解必要的麻醉相关知识，可以帮助他（她）缓解手术前的焦虑，通过认识麻醉过程，患者能够以更放松的心态面对手术。同时，麻醉知识的普及也能促进医患之间的有效沟通，确保患者的需求和担忧得到妥善处理。此外，了解疼痛管理的常识，可以让患者更好地参与术后疼痛控制，加速恢复过程；了解麻醉药物的潜在不良反应和并发症，可以帮助患者及时识别问题、降低风险；对麻醉方法及风险的了解，可以促进患者做出更符合自身情况的医疗决策，保护患者的法律和伦理权益，最终减轻因恢复不良或并发症带来的经济负担。

在如今这个信息爆炸的时代，我们每天被海量的资讯包围。从社交媒体到专业论坛，从新闻报道到学术期刊，关于医学、健康、疼痛管理的信息层出不穷。尽管资讯如此丰富，要挑出真正准确、权威、易于理解的麻醉学知识，对于读者来说却是个负担。在信息的海洋中，真正的知识往往像一座孤岛。许多关于麻醉的误解和谣言，因为缺乏专业的解读而被广泛传播。我们希望这本书能够成为连接信息海洋与知识孤岛的桥梁，让公众能够更容易地接触到正确的麻醉学知识。

尽管网络和数字媒体已经成为信息传播的主要渠道，图书依然具有不可替代的价值。一本书可以系统地、深入地讨论一个主题，提供比网络文章更全面、更连贯的知识。实体图书也更便于读者反复阅读和参考。如果将短视频等科普形式比作大海中美丽的浪花，我们更希望本书能成为浪涌之后沉淀在沙滩上的珍贵的宝石，值得读者反复品味。

《麻醉不简单：疼痛和生命的启示》这本书，将带你走进神秘的麻醉殿堂，了解麻醉中不为人知的故事。全书共分为四章，回顾了麻醉发展的历史，从古代"麻沸散"的传奇到现代无痛技术的革新，全书贯穿麻醉学科的发展脉络。书中关于疼痛的分类和理解章节，让读者认识到疼痛管理的复杂性和个体化治疗的必要性；对现代麻醉技术的讨论，展示了麻醉在实现高难度手术操作中的关键作用；对医疗中无痛理念的普及、应用提供了富有洞见的展望。通过深入剖析人体感觉系统，揭示了痛觉、温觉、触觉等感官的神秘面纱，使读者对人体如何处理这些复杂的感觉有了更深刻的理解。围手术期麻醉的介绍，包括术前的准备、术中的体验和术后的康复，让读者仿佛亲身经历了一次"麻醉梦之旅"。书中详细介绍了全身麻醉，让读者了解麻醉后的生理变化、麻醉方式的选择、麻醉深度的控制，以及麻醉后清醒的过渡，为读者提供了关于麻醉影响意识的科学解释。同时，书中还解答了公众对麻醉的常见疑问，如麻醉对认知功能的潜在影响、麻醉敏感性与个人饮酒习惯的关系，以及术后恶心呕吐的原因等，这些内容有助于减少公众对麻醉的疑虑和误解。

我们期待您带着一颗好奇心，跟随作者的思路，一起去探索麻醉的奥秘。您不需要具备专业的医学知识，只需要感受作者通过生动的语言和丰富的案例所传递的知识和智慧，体会麻醉的魅力。

本书不仅是一本关于麻醉的科普读物，更是一本关于疼痛、关于人体、关于生命的启示录。它可以让您认识到，麻醉不仅仅是手术过程中的一项技术，更是对生命关爱和尊重的体现。通过阅读本书，您将了解麻醉在现实生活中的广泛应用，以及它对未来生活的深远影响。您将发现，麻醉不仅能让患者在手术中免受疼痛之苦，还能在术后帮助他们更好地康复。随着科学技术的不断发展，麻醉的应用领域还将进一步拓展，为人类的健康事业做出更大的贡献。

本书的意义还在于，它为读者提供了一个全新的视角来认识麻醉学。通过对麻醉历史的回顾，读者可以了解到这一学科的发展历程，感受到无数医学先驱为推动麻醉事业做出的努力和贡献。通过对现代麻醉技术的介绍，读者可以领略到这一学科的先进性和复杂性，理解麻醉医生在手术中所承担的重要责任。通过对未来麻醉发展的展望，读者可以看到这一学科的无限可能，感受到医学科技进步所带来的希望和憧憬。

总之，《麻醉不简单：疼痛和生命的启示》是一本值得一读的科普用心之作。它以通俗易懂的语言和生动有趣的案例，为您揭示了一个充满神奇的"无痛世界"。在阅读本书的过程中，您将收获知识、启发思考，并感受医学科学的神奇和伟大。希望您能跟随作者的文字，一起去探寻麻醉的奥秘，体验无痛世界的美好。无论您是医学专业人士，还是普通读者，相信本书都能为您带来一次独特的阅读体验，让您对麻醉学有一个全新的认识和理解。让我们一起翻开这本书，开启一段奇妙的麻醉之旅吧！

复旦大学附属华东医院

张细学　顾卫东

目录

多么"痛"的领悟

- 从疼痛讲起 — 2
- 麻醉诞生了 — 11
- 探索之路 — 20
- 痛与麻：人体两大感觉的奥秘 — 28
- 未来的无痛世界 — 35

"感觉"太复杂

- 人体"情报网"的运行与失联 — 44
- 围手术期的麻醉"梦之旅" — 51
- 奇怪的半麻 — 58
- 产妇的恐惧与"温柔镇痛" — 68
- 生活中的"迷幻"日常 — 76

意识"失而复得"

- 神奇的"意识消失术" — 84
- 神秘的"还魂术" — 100
- 麻醉前后,你还想知道这些 — 114

"麻辣医生"说人体

- 只有小手术,没有小麻醉 — 136
- 外科手术中的麻醉 — 156
- 为你保驾护航的麻醉医生 — 172
- 麻醉和健康息息相关 — 181

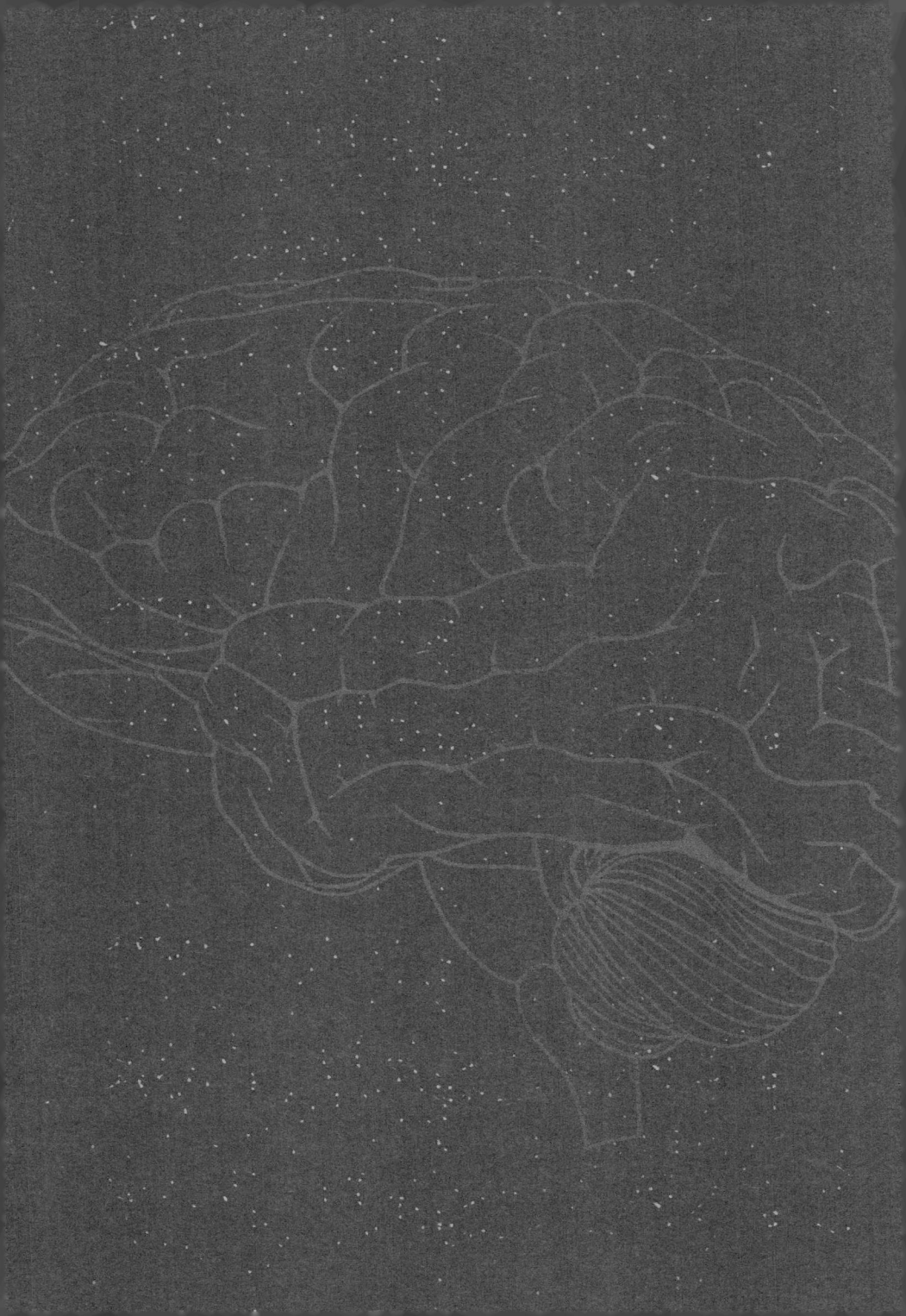

多么"痛"的领悟

从疼痛讲起

从古至今,无论是东方的中医还是西方的医学,都在研究和探索疼痛的原因和治疗方法。在古代,人们可能只是简单地认为疼痛是某种神秘力量或鬼神作祟,但随着科学和医学的进步,人们开始逐渐了解疼痛发生的机理。19世纪,科学家们开始深入研究神经系统,发现了疼痛的感觉是通过神经传递给大脑的,这意味着当我们感受到疼痛时,其实是大脑在处理来自身体各个部位的信号。到了20世纪,医学家们开始认识到,疼痛不仅仅是身体上的感觉,它还与心理、情绪和社会环境等因素密切相关。现在,疼痛已经成为医学领域的一个重要研究方向。有许多专家和学者致力于研究和治疗各种疼痛问题,帮助人们更好地管理疼痛,提高生活质量。

什么是疼痛

疼痛是我们生活中不可或缺的一部分。要说疼痛,得先弄清楚什么是疼痛。我们可以简单地将其理解为：当身体受到某种伤害或刺激时，为了保护自己不受进一步伤害，身体产生的一种"警报"信号。就像当你碰到热水时，手会立刻感觉到烫，这就是身体在告诉你："太烫了，赶紧拿开！"疼痛虽然常常让人难以忍受，但它却扮演着一个非常重要的角色。它就像一个尽职尽责的警察，时刻守护着你的身体安全。如果没有疼痛，我们可能会对自己的伤口视而不见，导致更严重的后果。然而剧烈的疼痛也可能导致身体出现休克，这就需要我们及时进行处理。

我们体内的疼痛感受系统非常灵敏，能够感知各种各样的刺激，比如高温、低温、压力等。当这些刺激超过了一定的范围，就会触发身体的疼痛感受器，进而将疼痛信号传递到大脑，让我们意识到身体的某个部位出现了问题。所以，当你下次再感到疼痛时，不要害怕或忽视它。记住，这是身体在告诉你："这里不对劲，最好关注一下！"

疼痛揭秘

首先，按照疼痛的持续时间，可以将疼痛分为"闪电侠"和"忍者"两种。"闪电侠"就是急性疼痛，来得快、去得也快，通常是由明确的损伤或刺激引起的，比如你被热水烫了一下或者不小心撞到了头。"忍者"就是慢性疼痛，可能会阶段性地发作，而且不容易查出明显的损伤原因。它可以由急性疼痛转化而来，或者由长期存在的疾病或损伤导致，比如长期的头痛或者腰痛。

其次，我们还可以根据疼痛的原因将其分为生理性疼痛和心因性疼痛两种。生理性疼痛是身体在告诉我们某些部位出了问题，需要我们的关注和照顾。例如，当我们吃了太辣的食物，胃就会感到疼痛。心因性疼痛与我们的心理状态有关，如焦虑、恐惧或压力过大时，身体就可能产生疼痛的感觉。所以当你感到疼痛时，别急着吃药，可以先想想是不是心情或生活习惯出了问题。毕竟，对付这个"小魔头"，有时候调整心态和生活方式比吃药还管用！

再者，疼痛还可以按照其性质进行分类，如锐痛、钝痛、灼痛、酸痛、跳痛、电击痛、放射痛、牵涉痛等。锐痛一般非常明确，立刻就能感觉到，这种疼痛会让我们的身体立刻做出反应，比如手指被针扎了一下，我们会很快缩回手，一旦刺激消失，疼痛也就立刻停止。而钝痛比较模糊，不那么容易定位，如长时间保持一个姿势导致的腰部疼痛。它可能不那么剧烈，但却持续不断，让人感到难以忍受。即使刺激消失了，疼痛可能还会持续存在。灼痛可能是由皮肤烧伤、晒伤或局部软组织发炎引起的，这种疼痛通常比较浅，感觉就像是皮肤被热的东西烫了一下。酸痛一般来自身体内部深处，比如内脏或肌肉，它很难描述，也不容易定位，当我们生病或发热时，可能会感到这种疼痛。同时，酸痛可能还会伴随着一些身体反应和情绪反应。跳痛则可能发生在炎症区域或敏感的神经末梢分布区，有时会随着心跳而加重，跳痛可能会非常剧烈，难以忍受。当我们的神经系统出现问题时，可能会感到放射痛。当我们手腕的神经受到压迫，我们可能会感到拇指和食指的远端刺痛。这种疼痛会沿着神经纤维向神经末梢传导，当我们的神经根受到刺激时，可能引起电击样的疼痛，这种疼痛可以帮助我们判断疾病的位置。当我们的内脏出现问题时，可能会引起牵涉痛。牵涉痛可能会出现在距离内脏很远的身体部位，如心梗患者可能会感到肩膀或手臂的疼痛，甚至是牙痛。

最后，我们还可以按照疼痛发生的部位来分类，如浅表痛和深部痛。浅表痛发生在皮肤或黏膜表面，如被太阳晒伤或被蚊虫叮咬时的疼痛；深部痛则发生在身体内部，如胃痛、头痛或关节痛等。需要注意的是，这些分类并不是孤立的，它们之间可能存在重叠和交叉。而且，同一种疼痛也可能属于多个分类。因此，在实际应用中，我们需要综合考虑各种因素，以便更准确地诊断和治疗疼痛。

疼痛的"幕后黑手"

疼痛是怎么产生的呢？又是怎么"作案"的呢？咱们来"扒一扒"。首先，可能是一些外部因素比如刀割、高温或是强酸、强碱等伤到了我们，也可能是我们身体内部出了问题，如发炎或损伤，这些都会让皮肤和组织里的"疼痛探测器"开始工作。这些"疼痛探测器"其实是身体里的特殊神经末梢。它们非常敏感，一旦受到高温、压力或某些化学物质等伤害性刺激，就会开始发送信号。这些信号会沿着神经纤维传到我们的大脑。这个过程就像电线传递电信号一样。当神经细胞受到刺激时，它的细胞膜会发生变化，让离子（比如钠离子和钾离子）流动。这种流动变化会产生一种叫做"动作电位"的东西,就像电信号一样,沿着神经纤维传到我们的脊髓和大脑。最后,这些疼痛信号会到达我们的大脑,进行进一步的识别和处理。大脑里有一个叫做"初级躯体感觉皮质"的地方,它会接收并处理这些信号,让我们知道身体哪里痛、有多痛,然后,其他与疼痛有关的"部门"也会参与进来,一起评估这场疼痛的严重程度,以及决定我们应该如何"应对"。

个体差异在疼痛感知中起着重要作用,每个人对疼痛的反应和忍受程度都不一样。这主要取决于个人的体质、经历、文化背景、性别和情绪状态等因素。就像有人觉得吃辣椒很辣,但有些人却不觉得一样,每个人对疼痛的"敏感度"是不同的。这种敏感度有一个专门的词,叫做"痛阈"。痛阈就像是每个人的疼痛"门槛",门槛高的人需要更强的刺激才会感到疼痛,而门槛低的人则更容易感到疼痛。实验表明,不同人的痛阈相对稳定,但也不是完全固定的,会受到一些因素的影响。疼痛耐受力则是指一个人可以忍受的最大疼痛程度。这个耐受力在不同的人之间,以及同一个人在不同时期都会有变化。一些情绪如压力、愤怒、劳累,或者经常感到疼痛、失眠等,都可能会降低我们的疼痛耐受力。

疼痛如何量化

当我们去医院看病,尤其是因疼痛而来时,医生经常会问:"你哪里痛?有多痛?"这就是医生在评估我们的疼痛。但评估疼痛并不是简单地用一个数字来表示。疼痛的评估方法主要包括以下几种。

1. 数字评估法：这是通过 0～10 的数字来表示疼痛程度的方法，其中 0 代表无痛，10 代表最剧烈的疼痛。患者需要根据自己的疼痛感受在这个范围内选择一个数字。这种评估方法简单明了，便于操作。

2. 面部表情评估法：通过一组面部表情图案，让患者选择最能代表自己疼痛程度的表情。这些表情从微笑（代表无痛）到极度痛苦的表情（代表最剧烈的疼痛）不等。这种方法适用于那些无法用语言表达疼痛程度的患者。

3. 主诉疼痛程度分级法：患者根据自己的疼痛感受，在医生的引导下选择相应的疼痛级别。一般分为 0～3 级，其中 0 级为无疼痛，1 级为轻度疼痛，2 级为中度疼痛，3 级为重度疼痛。这种方法依赖于患者的自我描述，因此医生的引导和沟通技巧非常重要。

4. 视觉模拟评分法：在纸上画一条直线，一端代表无痛，另一端代表最剧烈的疼痛。患者在这条直线上标出自己的疼痛程度。这种方法结合了数字评估和图形化表示，更直观易懂。

除了以上几种常见的评估方法外，还有其他一些评估方法，如疼痛行为记录评分法、疼痛日记评分法等。这些方法各有特点，可以根据患者的具体情况和评估需求进行选择。

世界卫生组织（WHO）给疼痛分了不同等级。一种方法是根据程度来划分：0 度就是完全不痛，就像我们正常的感觉一样；Ⅰ度是轻度痛，这种疼痛是断断续续的，像偶尔的头痛，一般可以不用药，忍一忍或者休息一下就会好转；然后是Ⅱ度，也就是中度痛，这种疼痛会持续一段时间，可能会影响到我们的休息和日常生活，这时候可能需要吃点止痛药了；再严重一些的是Ⅲ度，即重度痛，这种疼痛也是持续的，不用止痛药的话，很难忍受，比如手术后的伤口痛。另外一种分级方法是根据数字评分法来划分：0分为无痛；1~3分为轻度疼痛，患者有痛感但可以忍受，能正常生活，如打麻药后准备做手术、被小刀划伤等；4~6分为中度疼痛，患者疼痛明显且不能忍受，影响睡眠，如饮食不洁引发的肠胃炎、肚子痛等，可能需服用止痛药物控制；7~10分为重度疼痛，疼痛剧烈，不能入睡，如手指被割断等，可能需服用强阿片类止痛药物缓解疼痛。

疼痛的评估是一个主观的过程，在进行评估时，医生需要充分考虑影响因素，并结合患者的自我描述和其他临床信息进行综合判断。另外，疼痛的感觉可能会随着时间、治疗等因素而发生变化。所以，患者需要定期告诉医生疼痛情况，这样医生才能及时调整治疗方案，确保治疗效果。

疼痛的影响

疼痛，这个看似简单的小问题，其实是个狡猾的"大坏蛋"，它悄悄地潜入我们的生活，不仅给我们的身体带来麻烦，还搅乱我们的心情，甚至影响我们的社交。身体上的疼痛，无论是轻度还是重度，都可能限制个体的行动能力，从而阻碍日常活动。你想想看，如果你膝盖疼，是不是就不敢快走或跑跳了？如果你头疼，是不是连看电视都觉得难受？这样一来，我们的日常生活可就麻烦了，连做个简单的家务都变得困难重重，生活自理能力下降。疼痛对心理健康的潜在威胁也不容忽视。慢性疼痛往往伴随着焦虑、抑郁等心理问题。这种感觉就像是有一个看不见的"黑手"在操控我们的情绪，让我们时刻处于紧张状态，无法放松。长期的疼痛和不适感不仅降低生活质量，还可能引发或加剧心理疾病，如创伤后应激障碍、失眠、药物依赖等。这些心理问题进一步加重了个体的痛苦，形成了恶性循环。而且长期疼痛还可能引发一系列并发症，影响我们的睡眠、食欲，甚至让我们变得暴躁、易怒，间接导致其他健康问题，如免疫系统减弱、认知能力下降等。因此，面对疼痛，我们可不能掉以轻心，要及时寻求医生的帮助，让我们的生活重回正轨！

止痛秘籍

疼痛来袭，可不是闹着玩的事儿！但别担心，人类对付疼痛可是有一整套的"武林秘籍"。首先，最常见的就是"吃药大法"。医生会根据你的疼痛程度和原因，开出相应的止痛药。比如头痛或关节痛，他们可能会给你一份"布洛芬秘籍"，这秘籍能消炎止痛，但如果疼痛更严重，像是癌症疼痛或手术后的疼痛，医生可能会开一些更强效的止痛药，如麻醉性镇痛药。切记一定要按照医生的指示吃药，不能乱吃。而且药物治疗只是暂时的，不能长期依赖。除了吃药，还有一些物理治疗方法也很有效，比如用热毛巾或暖宝宝贴在疼痛的地方，可以帮助血液循环，缓解肌肉紧张。如果是肌肉或关节扭伤引起疼痛，还可以试试"按摩功法"来放松肌肉，缓解疼痛。对于一些严重的疼痛如腰椎间盘突出,可能需要进行手术治疗。手术的目的通常是修复或替换受损的组织,就像给汽车换个零件,让它重新上路一样。除了前述这些,还有"神经阻滞"这一大招。神经阻滞是通过将药物注射到神经周围,阻断疼痛信号的传递,从而缓解疼痛。另外,心理治疗则是帮助患者调整心态,减少心理因素引起的疼痛。

总的来说,疼痛的治疗需要根据个人的具体情况来选择最适合的方法。同时,也需要注意药物和非药物治疗的结合,以达到最佳的治疗效果。在治疗过程中,我们还要学会与疼痛"和平共处"。比如,通过放松训练、冥想等方式,减轻疼痛对心理的影响,让自己更加冷静地面对疼痛。

(王敏、徐威)

麻醉诞生了

随着现代社会科技的迅猛发展,医学领域也迎来了一次又一次的革命性变革。人们对于医疗的需求不断提升,除了疾病的治疗本身,人们还更加关注医疗过程中的舒适化体验。

现代医学技术的发展使得医疗手段变得越来越精密和高效,医疗环境也变得越来越人性化。在这样的背景下,不仅是手术,各种检查和治疗也可以在麻醉下进行,大大减轻了患者的痛苦和焦虑。但在还没有现代麻醉技术的时代,人们是如何减轻痛苦的呢?

在那个时代,医学条件相对落后,麻醉技术尚未成熟,手术和治疗过程往往伴随着极大的痛苦和不适。为了减轻痛苦,古代医生和智者们不断探索,发明了很多方法来帮助患者渡过疾病和手术过程。

在古代中国,《黄帝内经》记载了一些用于麻醉和止痛的草药,如麻沸散、酒麻醉等。这些药物可能通过口服、吸入或外敷的方式给予患者,以达到麻醉的效果。古希腊和古罗马的医学家们也尝试使用各种植物和药物来减轻痛苦，如樟脑、薄荷、马鞭草等。尽管这些古老的麻醉方法在现代看来简陋而粗糙，但它们反映了古人们对抗疾病和减轻痛苦的努力。

如今，随着现代医学技术的飞速发展，麻醉技术已经达到了前所未有的高度，为患者带来了更加安全、舒适的医疗体验。然而，我们也应当珍惜古人的智慧积累，这些古老的麻醉方法虽然已经被现代技术所取代，但它们仍然是医学史上的宝贵遗产，值得我们深入研究和探讨。前人积累的宝贵经验，为现代麻醉技术的发展奠定了重要的基础。古代医学家们的努力和智慧，使得我们能够在现代拥有更安全、更有效的麻醉方法。古老的麻醉技术虽然已经"过时"，但是其所蕴含的精神和理念依然闪耀着光芒。我们应当凝集古人的智慧，并继续努力创造更加美好的医学未来。

中国古代对麻醉的探索

中国医学源远流长，历史悠久。从神农尝百草开始，人们就已经开始了对于疾病治疗和疼痛缓解的探索。麻醉作为一种重要的医疗手段，在中国也有着悠久的历史。

中国的麻醉起源

中国人对于麻醉的认识主要体现在对药物的运用上。早在《黄帝内经》中就有关于麻醉相关的记载，如用针刺治疗头痛、牙痛、耳痛、关节痛及胃痛等。《素问》中提及了某些草药的麻醉效果及其在治疗中的应用。古代医生发现，这些具有麻醉效果的植物，如罂粟、薄荷等，可以通过口服、吸入或外敷的方式给予患者，以达到麻醉的效果。

传说中的"麻沸散"

《史记》记载，名医扁鹊使用"毒酒"麻醉与手术，《神农百草经》也收录了多种有麻醉作用的药物。传说在东汉末年，名医华佗就曾使用"麻沸散"进行了剖腹手术。但实际上麻沸散第一次被正式记载，是在东汉医学家张仲景所著的《伤寒杂病论》中。

在古代，人们发现了罂粟具有麻醉效果，并开始尝试利用罂粟来减轻手术疼痛。随着实践的不断探索，麻沸散作为一种有效的麻醉药物逐渐被人们采用和推广。麻沸散的具体配方记载可能因时代和地域而略有不同，但通常包含以下主要成分：①主料：罂粟是麻沸散的主要成分之一，其含有鸦片等生物碱类物质，具有镇静和麻醉作用。②辅料：除了罂粟外，麻沸散中可能还会添加一些辅料，如植物油、酒、蜂蜜等，用于调节药物的浓度，增加药物的口感或香味。其具体的配方和制作方法可能在古代医书或医家笔记中有所记载，但由于历史久远，相关资料已经不完整或已失传。因此，我们对于麻沸散的配方和制作方法的了解并不十分详尽。

古代医生将罂粟的种子进行研磨或提取，然后加入一些辅料制成药物，其制作需要一定的技术和经验，以确保药物的质量和效果。它的麻醉效果类似于现代麻醉药物，能够使患者进入麻醉状态，减轻手术过程中的疼痛感。古代医生可能会将麻沸散以吸入或口服的方式给予患者，以达到麻醉的效果。虽然麻沸散在古代被广泛使用，但由于其毒性和不良反应较大，后来逐渐被其他更安全的麻醉方法所取代。

麻沸散作为中国古代麻醉药物的代表，在医学史上占据着重要的地位。虽然麻沸散已经不再被现代医学所使用，但它仍然是医学史上的一个重要里程碑，值得我们深入研究和探讨。

中国古代麻醉的局限性

医学的发展受限于科学技术的发展程度，中国古代的麻醉药主要是植物与矿物质药物，这些药物虽然具有一定的麻醉效果，但其剂量和效果很难控制，容易造成不良反应或中毒，比如罂粟等药物可能导致呼吸抑制、意识丧失，甚至死亡等严重后果。长期使用这些药物还可能对身体产生依赖性和损害。

此外，麻醉技术也相对简单，通常是通过药物的口服、吸入或外敷等方式进行麻醉。这些方法往往缺乏精确的剂量控制和操作技巧，容易造成麻醉效果不佳或过度麻醉。由于对麻醉深度的控制相对不足，往往无法确保患者在手术过程中处于合适的麻醉状态，容易导致手术过程中的疼痛和不适。这些局限性限制了麻醉的有效应用和发展。即便古人在麻醉领域的探索和应用相对简陋，但仍反映了古人对于减少疾病和痛苦的关注和努力。

其他国家的镇痛尝试

其他国家关于外科手术的记载同样非常久远,在古希腊伯利克里世代,希波克拉底就曾经有过外科手术相关的记录,但是直到19世纪早期,在麻醉下进行的手术依然罕见,并且没有有效的麻醉药物。

没有麻醉的时候

19世纪中叶以前,其他国家的手术几乎都是在没有麻醉的情况下进行的。古埃及对截肢术和睾丸切除术的记载中,并没有发现关于镇痛的描述。公元前400年,古希腊人对鸦片已经有所了解。但可惜的是,鸦片并没有被用来减轻手术中的疼痛。

在没有麻醉的情况下,外科手术是一项非常危险和令人害怕的操作。医生在进行手术时,往往使用钝刀、针和夹子等工具来切除和处理组织。由于缺乏麻醉和消毒技术,术后感染率和死亡率非常高。在这个时期,人们认为疾病是上帝对人类的惩罚,所以他们只能使用祈祷、符咒和其他形式的宗教仪式来辅助治疗疾病。

五花八门的尝试

人们从未停止对于麻醉的探索。古印度传统的麻醉方法中,有一些是使用植物或其他天然物质来实现麻醉的。例如槟榔,被用作局部麻醉剂,用于减轻牙痛和其他疼痛。鸦片、曼陀罗在古印度也被广泛使用。古印度人认为,瑜伽和冥想也能帮助人们控制疼痛和意识状态。

既然有循规蹈矩的麻醉方法，自然也有不同寻常的麻醉方法。古代医生们为了进行手术，发明了无数种麻醉方式，如使用冰冻、香薰、祈祷、音乐、催眠等来进行麻醉，虽然效果不能保证，但患者的生命还是安全的。

古南美洲的医生们甚至用雷鸟的羽毛插入患者鼻孔使其意识丧失。同样以昏迷为目的的麻醉方法还有电击、放血、烟熏、掐颈、棍棒击打头部等极端方式。

现代麻醉的诞生

现代麻醉的奠基

麻醉技术的落后极度限制了现代外科医学的发展，但是这种情况并没有持续下去，医学的发展虽然受限于科学技术的发展程度，但科学的发展也带动了现代医学的发展。

第一次工业革命中，化学、材料等行业飞速发展，这些行业的发展无意间推动了麻醉学的发展。1818年，英国化学家约翰·道尔顿进行了一系列实验，试图合成某些大分子的化合物。在他的实验中，他将乙醇与浓硫酸混合，并加热反应。这一实验原本旨在研究乙醇的化学性质及醚类化合物的合成方法。在进行这些实验的过程中，他注意到了有一种具有挥发性和刺激性的气体产生。这种气体引起了他的兴趣，并开始对这种新发现进行进一步研究。随后法拉第确定了这种气体是一种新的化合物。他使用了一种称为蒸馏的方法来从反应混合物中纯化它,并对其进行了化学性质的分析和鉴定,将这种新发现命名为"乙醚",并发布了相关的研究成果。乙醚很快就被医学界所重视,因为它具有较好的麻醉效果。随后,乙醚被用作手术和其他医疗程序的麻醉药物,成为19世纪中期至20世纪初期的主要麻醉剂之一。它的发现开启了现代麻醉药物的时代,并对医学领域产生了重要影响。

工业革命的兴起标志着西方世界的巨大变革,随之而来的是医学领域的迅速发展。然而,尽管医学取得了巨大进步,外科手术却面临着严峻挑战。在工业革命之前,外科手术是一种令人痛苦且风险度高的过程。手术的痛苦加上缺乏有效的麻醉方法和无菌技术,导致患者死亡率极高。多数患者拒绝外科手术,外科的发展步履维艰。在医生和患者的共同期盼下,现代麻醉学应运而生。

"恐怖"的手术

现代手术起源于中世纪的欧洲,由于当时尚未出现麻醉术,手术对患者来说仿佛在"受刑",其过程极其痛苦,因感染、疼痛折磨等导致的手术死亡率极高。当时英国著名的"快刀手"医生罗伯特·里斯顿能在28秒内完成一台截肢手术。一次,他在给患者做手术时,因动作太快不慎切到了助手的手指,导致助手出血过多死亡,现场一位观摩手术的人也因受到惊吓,当场突发心脏病死亡,而接受手术的患者,在术后也因为感染死亡,一台手术最终竟造成3人死亡。当时的手术还可以买门票观摩,可想那场手术的"观众"也必然受到不小的惊吓。

现代医学的发展和完善是建立在无数患者饱受痛苦折磨，甚至牺牲生命为代价的基础上的。在逐步健全发展了系统的解剖学、麻醉学、无菌术、护理学等基础学科后，才奠定了当今强大、复杂、高效的医学系统，为人类解除病痛、战胜疾病、延长人类寿命及推动人类社会进步做出了不可磨灭的贡献。

"乙醚"麻醉

1846年10月16日，在美国麻省总医院的一个手术室里，各项准备工作已经完成，沃伦医生和患者就位，一位叫莫顿的年轻人手捧一个由两个相通管道组成的球形玻璃瓶，匆忙进入手术室，他把乙醚倒入瓶中，将瓶上一个管道送入患者口中并控制患者的鼻腔呼吸，患者很快陷入昏迷。沃伦医生只用了八分钟，就从患者的颈部取下两颗肿瘤。患者苏醒后，诉说手术中只有被"抓"了一下的感觉。

但在乙醚麻醉面世后，争议就开始出现。哈佛医学院著名教授查尔斯·杰克逊宣称自己才是乙醚麻醉的发明人，是他传授和指导了莫顿。来自康涅狄格州（康州）哈特福德市的牙科医生霍勒·威尔士也登报宣称，莫顿偷盗了他的技术。但仍不能否认乙醚麻醉的伟大。在第一例乙醚麻醉实施后，麻醉一词也由美国医生奥利弗·温德尔·霍姆斯于1846年提出。他在一篇匿名发表的文章中首次使用了这个词，以描述首次成功使用乙醚进行外科手术麻醉的事件。至此，麻醉"诞生"了。

（王东玥、钟江）

麻医有话

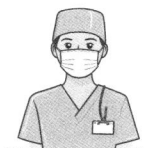

麻醉的发展使得外科手术变得更加安全和可行。医生们能够在更加放心的环境下进行手术操作,为患者提供更好的治疗效果。随着麻醉和无菌术的广泛应用,外科医学迎来了前所未有的发展机遇,成为医学领域中最受关注和尊重的专业之一。

探索之路

1846年10月16日，莫顿首次在美国麻省总医院公开演示乙醚麻醉下成功完成了外科手术，标志着现代麻醉学的开始。同年次月，美国哈佛大学教授霍姆斯在写给莫顿的信中，提议用"Anesthesia"来描述手术中不能感知创伤的状态，"Anesthesia"一词一直沿用至今。从此以后，在病魔面前，人类的尊严、人性得到了切实的保障，同时也标志着现代麻醉学的开端。中文"麻醉"一词的首次出现可追溯到1853年，一位日本的学者——杉田成卿在其译作中首次使用了这个单词。他解释道，"麻"意为"没有疼痛"，"醉"意为"没有意识"。故而"麻醉"一词也是由日本传入中国的。

吸入麻醉的发展

笑气真的会令人发笑吗

"哈哈,哈哈……"在 100 多年前,人们常常可以听到从牙科医师的手术室里传来的一阵阵狂笑声。有趣的是,不但患者在笑,连医生自己也在前仰后合地狂笑呢!他们这是怎么啦?原来,这是人们发现了一种奇妙的气体——氧化亚氮(N_2O)。人吸入这种气体便会情不自禁地狂笑起来,因此这种气体便被称为"笑气"。"笑气"是英国著名化学家普利斯特列在 1772 年发现的,它给一直以来摆脱不了痛苦和恐怖标签的外科手术带来了新的希望。英国的贝道斯随后开始研究气体的作用和应用,贝道斯的学生戴维在贝道斯的指导下进行了有关氧化亚氮吸入的大量人体和动物实验研究。戴维已开始意识到这种气体的实用可能性,并于 1799 年提出可将其用于不伴有大量渗血的外科手术的想法。有一次,戴维的一颗牙齿坏了,就去牙科医生那儿拔牙,当时还没有麻醉药,拔完牙之后,戴维痛得几乎要晕倒了,他突然想到笑气这种气体,就连忙过去吸了几口,结果大笑起来。原来,笑气不仅能使人狂笑,而且具有一定的麻醉作用。后来,英国的希克门医生为了消除大家对在手术室工作的恐惧心理,对戴维的工作进行了进一步的深入研究。1824 年,他将动物置于罐子里并通入氧化亚氮和氧气的混合气体,发现这样可使动物长时间保持意识消失的状态,足以达到实施截肢等手术的要求。希克门将这一重要发现进行了报道,并于 1828 年在法国学报上阐述了将氧化亚氮用于人体手术的设想,但因遭到普遍的怀疑或反对而受挫。

美国牙科医生韦尔斯是第一个将氧化亚氮应用于医学临床的人。1844年12月10日,他在吸入氧化亚氮后,为自己拔除了一颗正常牙齿。从此以后,韦尔斯将氧化亚氮充分应用于临床实践,并以无痛牙科手术而成名。

但由于氧化亚氮麻醉效能不强,韦尔斯在一次示范中失败并导致患者死亡,氧化亚氮的麻醉作用和韦尔斯本人的名声均随之扫地,韦尔斯最终因精神错乱而自杀身亡。直到1863年牙科医生史斯为韦尔斯的故事所感动,决定再次试用氧化亚氮并发现其麻醉作用确实有效,随后他在氧化亚氮麻醉下成功拔除了2万余颗龋齿,氧化亚氮麻醉方法随之在整个美国牙科界广为传颂,并开始被外科采用。为了解决氧化亚氮麻醉时常出现的窒息问题,外科医生安德鲁斯在1868年提议将氧化亚氮与20%的氧气混合使用,这一方法极大地提高了氧化亚氮麻醉的稳定性和安全性。氧化亚氮麻醉也由此开始在医学界广泛使用。

"氯仿晚会"的故事

能不能找到替代乙醚的麻醉药品呢?这是让苏格兰著名的妇产科医生辛普森感到十分棘手的问题。本来他对乙醚抱有极大希望,认为它可以让产妇在难产时实现无痛分娩,但是实践证实乙醚并不适用于产妇。辛普森在自己家中建立了一个"气体实验室",置身其中,吸入各种气体,终于在1847年他和几位朋友发现了氯仿的麻醉效果,他们互相约定在吸入氯仿后用针互相扎,看疼不疼。结果在吸入了氯仿之后，辛普森感到浑身发软，意识也逐渐消失，对针刺也毫无反应。这就是著名的"氯仿晚会"的故事。

因1853年英国维多利亚女王在氯仿麻醉下顺利诞下了第八个王子，氯仿自此出现在公众面前。而后在1857年，维多利亚女王产下公主时再次使用了氯仿。但后来氯仿麻醉因致使心律失常及肝脏衰竭的案例增多而逐渐被其他吸入麻醉药所取代。

新型吸入麻醉药的发现

随着工业化工的发展，一大批新型的吸入麻醉药问世，由于一些不可避免的缺陷，如乙醚、乙炔、环丙烷存在燃爆的危险；氯仿、氟烷、甲氧氟烷存在毒性；恩氟烷可能导致脑电图的癫痫样改变甚至惊厥。正因为这些缺陷，上述吸入麻醉药虽红极一时，却终究被时代的长河所湮没。

1981年，异氟烷在临床上推广应用；1990年，七氟烷问世。如今，这两种药物因其确切的效果、较小的毒性，以及能被迅速代谢等特性，已经成为我们日常麻醉中最常用的吸入麻醉药。

静脉麻醉的发展

首次现世的静脉麻醉药

19世纪初，人们发现以吸入麻醉的方式对大型家畜进行麻醉是一项很困难的事情，鉴于此，医生们开始了对新型麻醉方式的探索。

后来通过对马的临床实验,发现并证实了水合氯醛具有静脉麻醉的效果。1872年,奥尔首次用水合氯醛对人体进行静脉注射,产生全身麻醉。但在不久之后,奥尔的麻醉方法带来了数例死亡病例,一时间,水合氯醛被推上了风口浪尖,受到了整个社会的质疑。当时的医生们普遍认为,水合氯醛的麻醉死亡率较高且患者苏醒较慢,此药只能用于牲畜的麻醉,不能用于人类。后来,随着其他疗效更好、安全性更高的麻醉药不断被发现,水合氯醛退出了手术麻醉的大舞台。

"巴比妥"的由来

1864年,德国科学家拜耳利用丙二酸乙酯与尿酸合成了巴比妥酸。拜耳在研究中需要大量纯净的尿液,他的女朋友芭芭拉热情支持拜耳的工作,并多次提供自己的尿液供于研究。后来,拜耳将从尿液中提取出来的一种白色结晶取名为"巴比妥",意为"芭芭拉的尿酸"。令人遗憾的是,拜耳并没有发现它的药物用途。1903年,拜耳的得意门生费歇尔和其朋友梅林用狗进行实验,发现巴比妥类化合物竟然能催眠,费歇尔将它命名为佛罗那(据说是因为他坐火车去南方,然后在火车上睡着了,醒来时火车正好到了佛罗那站,于是就把它命名为佛罗那)。1904年,拜耳公司将二乙基巴比妥酸投入市场,商品名定为Veronal(佛罗那),这就是后来美国非常知名的药物巴比妥。

1909年,比尔使用普鲁卡因做静脉注射产生镇痛作用。1932年,沃尔维勒与泰本合成了可以静脉注射的巴比妥类药物——硫喷妥钠，由于其中存在硫原子，可以使药物分子在体内迅速消除，这一特性使得它相比于长效的巴比妥类药物更为安全。硫喷妥钠怎么会用于"间谍"事业呢？这与它的机制有关，硫喷妥钠可能对大脑和脊髓里的神经细胞的细胞膜或神经冲动产生某种作用，从而削弱一部分大脑的活性，消除自主意识，使人不由自主地开口说话。于是在20世纪30年代，人们把这种药物用在法庭的被告身上，以便确定口供的真实性，"吐真药"的观念由此形成。2007年，一本描述苏联克格勃特工的书《异见者之死：毒杀亚历山大利特维年科与克格勃归来》披露：苏联情报部门使用过"吐真药"。"二战"期间和"二战"后，军事精神病医生会利用这种药物，帮助受精神创伤的士兵回忆曾经发生的事情。

随后，地西泮、劳拉西泮、咪达唑仑、羟丁酸钠、氯胺酮、依托咪酯、丙泊酚等先后在临床应用。

丙泊酚的"前世今生"

丙泊酚是如今临床中最常用的静脉麻醉药，英文名为Propofol，但更为人熟知的是它的俗名"牛奶"。这是由于丙泊酚分子被包裹在脂肪乳剂中，使其外观呈乳白色，就像我们平时饮用的牛奶一样，故而得名。20世纪80年代，丙泊酚首次在欧洲上市，自那时以后的30年时间里，丙泊酚逐渐取代了其他麻醉药，成为该领域的"一哥"，以独特的药学特性和优异的麻醉质量确定了其在静脉麻醉中牢固的地位。其发现者约翰·贝尔德·格伦于2018年获得拉斯克临床医学研究奖，该奖项被誉为"诺贝尔奖的风向标"。

关于肌松药

在 19 世纪全身麻醉应用于临床之初,对于胸腹部大手术,即使已经使用了大量的乙醚,仍然无法满足外科医生对于肌肉松弛的需求。相反,过深的麻醉状态对患者的呼吸、循环等系统产生了显著的抑制作用,不仅延长了麻醉苏醒时间,而且大大增加了手术风险,增加了手术并发症甚至死亡的发生率,对于老年或危重症患者而言,这些影响更为显著。在将近 100 年后,肌松药终于横空出世,改变了需要用深麻醉来获得肌肉松弛的局面,是麻醉发展的里程碑之一。

肌松药是骨骼肌松弛药的简称。在 16 世纪美洲大陆的印第安人族群中流传着这样一个故事:一位猎人在打猎时,为了追捕逃进山洞的犰狳,就将一根长棍从洞口捅进去,结果洞底一些植物的根茎被扭断了,其中一根碰到了猎人腿上的伤口,结果猎人不久后便死了。后来人们发现,将这种植物根茎上的汁液涂抹在箭尖上就可以用来毒杀猎物,经过不断尝试和探索,科学家们最终从毒箭中提取出来一种化合物,即最早发现的一种肌松药"简箭毒碱"。

在肌松药发展的历史长河中,沃特顿及他的"三驴实验"在历史上留下了浓墨重彩的一笔。1814 年,沃特顿证实了动物在注射箭毒后进行持续人工通气便可以存活。他在《南美漫游记》中详细记载了实验过程:他们用箭毒分别刺伤三头驴的腿,第一头驴在中毒 12 分钟后死亡,他们即刻在第二头驴的伤口近端绑上一条止血带,驴并没有任何中毒表现,继续活动了数小时,但在解除止血带后死亡;而后,他们在第三头驴中毒后立即对其进行了气管切开,使用风箱对其进行人工通气,数小时后,这头驴逐渐恢复,并在实验结束后又活了 25 年。

后来，各类肌松药相继问世，筒箭毒碱逐渐被其他改良的肌松药所替代，圆满完成了其历史使命。

局部麻醉的发展

局部麻醉，又称区域麻醉，最早出现于1885年，美国外科医生豪斯泰德将可卡因注射在神经周围，开创了神经阻滞麻醉。1898年，德国外科医生比尔将可卡因注射到蛛网膜下腔，椎管内麻醉也因此开始流行起来。1978年，一位南非医生格兰奇首次将超声技术应用于区域麻醉，自此区域麻醉进入了可视化麻醉时代。

局麻药的研发也紧跟着区域麻醉。提到可卡因，人们首先想到的是它是毒品，但是在人类对可卡因有完整认知前，可卡因还扮演过"积极"的角色。可卡因，又称古柯碱，是人类发现的第一种具有局麻作用的天然生物碱，是从植物"古柯"的叶子中提取而来的。古柯是一种主要生长在南美的植物，早在16世纪，西班牙探险家们便注意到南美土著人通过咀嚼古柯植物的叶子来提神。1884年，维也纳眼科医生科勒首次将可卡因应用于临床实践，作为眼外科手术的表面麻醉，并在当年的海德堡眼科大会上分享了他的研究成果，但其成瘾性和其他一些不良反应限制了它的临床使用。后来相继出现了多种局麻药，有利多卡因、甲哌卡因、丙胺卡因、布比卡因、罗哌卡因等。由于新的麻醉药不断涌现，使用方法不断改进，局部和神经阻滞麻醉，包括椎管内阻滞，已成为目前临床上应用较多的一种麻醉方法。

（朱雨薇、徐威）

痛与麻：人体两大感觉的奥秘

在人类的感官世界中，有着多种奇妙的感觉，例如被人打了一拳，你会感到最直接的痛觉；坐在按摩椅上按摩，你会感觉舒适；夏天站在太阳下，会被晒到热晕；冬天站在寒风中，会感觉到无比的寒冷；在厕所蹲久了再站起来，你的双腿会感觉麻木……在众多的感觉当中，痛感和麻木感是人体感觉中两种极端而复杂的体验。痛感是我们人体最直接的警告信号之一，它能告诉我们的身体某个部位可能出现了问题。然而，当疼痛逐渐转变为慢性疼痛或过度疼痛时，那么疼痛本身可能就是一种疾病，严重影响我们每个人的生活质量。与此同时，我们常说的麻木感，通常与痛感相反，它可能是神经缺氧、损伤或已存在疾病的标志，往往比最直接的痛感更能反映问题的严重性。

痛觉是怎么来的

我们通常把痛觉主要分为两大类，即急性疼痛和慢性疼痛。急性疼痛是身体对损伤的即时反应，而慢性疼痛则可能会持续存在很久，有时候在没有明显损伤的情况下也可能发生。我们的痛觉是一种复杂的神经生物现象，涉及多种类型的神经纤维和大脑的不同区域。痛觉的产生主要分为以下三个步骤。

痛觉感受器的激活

痛觉感受器，也被称为是伤害性感受器，主要分布在我们的皮肤、内脏和关节等重要部位。当我们的身体受到了直接或者间接的伤害后，我们的痛觉感受器就被激活了。就像我们平时寄快递一样，呼叫快递员上门取件，就是痛觉感受器被激活的过程。

疼痛信号的传递

疼痛信号发出，整个信号的传递，如同快递员收到包裹运输的过程。疼痛信号途径外周神经通路（无髓鞘的 C 纤维和有髓鞘的 $A\delta$ 纤维），传到脊髓，最终"快递"给我们的大脑，让大脑指导一个疼痛的信号"快递"。

大脑的处理

我们的大脑接收到疼痛的"快递"后，由"丘脑"和"大脑皮质"这两位总负责人处理疼痛信号和产生痛觉，并发出防止疼痛进一步进展的防御信号。这就是为什么我们被人打了一拳之后，会下意识地往后退。

麻木感的由来

麻木感，或称为感觉丧失，通常是由于神经损伤或者功能受损引起的。麻木感可以是局部的表现，也可以表现为全身性的。常见的原因有以下几点。

1. 神经压迫： 长时间的压迫或者拉伸导致的神经损伤，从而引起的局部麻木。我们生活中最常见的神经卡压就是午休趴在桌子上休息的时候，你会发现，叫醒你的不是身边的同学或者同事，而是手臂的麻木感，这就是尺神经被压迫的表现。

2. 神经病变： 常见的就是糖尿病、酒精中毒等病症，它们可以导致神经病变，从而产生麻木感。糖尿病患者最常见的并发症就是糖尿病足，在糖尿病足早期，这一类患者的双脚往往有木木的，感觉被称为"套袜感"。这就是典型的外周神经病变引起的麻木感。

3. 药物作用： 某些药物，如局部麻醉剂，通过阻断神经信号的传导，从而产生感觉缺失。例如产妇马上要接受剖宫产，麻醉医生要给产妇做半身麻醉，麻醉医生就是将局部麻醉剂注射到相应的神经范围，短暂地阻断神经功能的传导，从而使产妇产生麻木感。

痛与麻的重要性

痛感与麻木感本质上的区别，在医学上具有重大的诊疗的价值。

1. 痛觉：通过前面的介绍，我们可以理解痛觉的产生，其实是一种自身的保护机制，可以警示我们避免进一步的伤害。如果我们足够重视痛觉，及时去医院就诊，而不是一味地默默忍受，那我们可以做到疾病早预防，避免重大疾病的发生。

2. 麻木感：麻木感虽然不是一种保护机制，但它的出现同样能够警示我们每一个人，它更像是重大疾病的早期信号，每时每刻提醒着我们。

面临的挑战

痛感和麻木感对麻醉医生来说，可谓是"最熟悉的陌生人"。在平时的工作中，麻醉医生就经常跟两种感受打交道，在做手术时，麻醉医生能熟练地把痛觉消除，让患者在无痛中进行手术。但是当麻醉医生在门诊碰到慢性疼痛或伴长期肢体麻木的患者时，有时候又变得束手无策，想要探究其产生的原因，可谓难上加难。总的来说，麻醉医生面临的挑战可以总结为以下三个方面。

痛觉的个体化差异

每个人都是独立的个体，就像一千个人心中有一千个哈姆雷特一般。每个人对于疼痛、麻木的忍耐程度是大相径庭的。这就使得对我们麻醉医生来说，不管是做麻醉还是做疼痛治疗，药物的使用剂量会有很大的差别。没有统一的标准，无法套用模板治疗，这就在实际操作过程中给医生带来非常大的难度。

慢性疼痛的治疗

有些急性疼痛发生了，人们不重视，觉得"熬一熬，忍一忍就好了"。现实往往不是这样的，很多急性的疼痛，随着时间的推移，疼痛强度确实下降了，但是这种隐隐约约、却又不知道具体什么部位的疼痛已经无时无刻不在影响着我们的日常生活，这就是由急性疼痛变成了慢性疼痛。这一类慢性疼痛在医生看来，治疗难度是会呈指数级别上升。我们生活中的一种常见疾病——腱鞘炎，经常被人忽视。相信你也听隔壁邻居说过："腱鞘炎啊，小毛病，你不用管，它自己会好的。"可是事实真的如此吗？没错，隔壁邻居说这话没毛病，腱鞘炎会有一定的自愈性，但是事实是多数情况下不会好，而且会进展为更严重的狭窄性腱鞘炎，也就是我们常说的"弹响指"。发展到最后，可不是吃吃药、打打针就能简单解决的，很有可能需要接受手术治疗。

麻木感的诊断

当出现手指麻木时，我们第一反应肯定是患颈椎病了。为什么这么想？因为在当今社会的生活模式下，年轻人大多数是"低头族"，这就造成了颈椎病的年轻化。但是大家有没有想过，造成手指麻木的原因不一定是颈椎病，还有可能是别的疾病造成的，例如腕管综合征，尺神经、桡神经卡压，还有胳肢窝里长了巨大的肿块直接压到了我们的臂丛神经，这些都可以引起手指麻木。所以当身体某个部位出现麻木感时，一定要警惕，很有可能是我们的身体出现了问题。对于麻木感的诊断，可谓是难上加难，犹如抽丝剥茧，要一点一点来。因为神经通路上任何一个部位出现了问题（卡压、缺氧等原因），都会造成麻木感。因此，需要医生们有丰富的临床经验并配合详细的辅助检查。

未来的道路

虽然以我们现在的医疗科技水平对痛觉和麻木感有了一定的了解，但仍然有很多的生理机制需要我们一代又一代的医学人去探索与研究。以下三点是我们对目前前沿方向的总结。

痛觉信号传递的分子机制

深入研究痛觉信号在细胞和分子水平上的传递机制。这一眼看下去，所用的词汇非常专业，普通人难以理解。其实换一种方式，我们可以理解为快递寄出后，快递员是如何将其运输到收件人地址的。他们是用飞机运输，铁路运输，轮船运输，还是汽车运输？我们知道了他们的运输方式，就可以精准地定位他们的痛觉"快递"，一旦"拦截"了痛觉"快递"，那我们收件人的大脑就不会觉得疼痛。这样就有利于我们开发新的疼痛治疗方法，这个意义就非常重大了。

慢性疼痛的神经可塑性

通过研究慢性疼痛如何改变神经系统的结构和功能，其实就是了解整个从急性疼痛转化到慢性疼痛的过程。知己知彼，方能百战百胜。想要战胜慢性疼痛，就必须了解它的转化过程。从而在它最薄弱、最容易逆转的时节，通过我们的治疗手段，终止它转变的过程。这对我们研究慢性疼痛治疗的策略是一种重大的突破。

麻木感的神经修复

顾名思义，麻木感的神经修复，如果成功，这将在医学界成为一项伟大的成就。我们平时偶尔有个轻微的麻木感，通常情况下休息一下，麻木感就会消失。那是因为神经还是处于轻微或者短暂的卡压状态，只要解除病因，神经功能即可恢复原来的状态。但如果是长时间神经受到卡压，或者是外伤导致神经直接断了，那么这种情况下，我们的神经功能多半处于不可恢复的状态，即使解除卡压或者把断的神经再接上，神经的功能也不能像原来一样，仍然会遗留严重的麻木感，如果我们有了这项神经修复的技术，那么在很多现在医学上不可能的事情，将会出现医学"奇迹"。

（吴城孝）

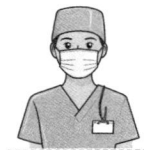

麻医有话　痛觉和麻木感是人体感觉世界中不可或缺的部分，也是神经科学、麻醉学、疼痛学等医学领域重要的研究方向。通过不断地探索它们的生理机制和它们的治疗办法，麻醉医生可以更好地管理术后疼痛，保护神经健康，优越的治疗方案可以大大提高围手术期病患或者有慢性疼痛患者群体的生活质量。

未来的无痛世界

科幻中的医学

当我们聊起"科幻"与"未来",我们能想到什么?科幻电影描绘的《2001太空漫游》是否在2001年实现了?《人工智能》是否能应用到我们的日常生活中?人类是否进行了《星际穿越》?马特·达蒙的《火星救援》成功与否?抑或我们早已成为外星人的电池,在《黑客帝国》中选择蓝色或红色的胶囊?

1818年,第一次工业革命期间,英国社会充斥着科学实验的风潮,玛丽·雪莱在《弗兰肯斯坦》中描绘了疯狂科学家用尸体创造"人造人"的故事,用哥特艺术的恐怖氛围率先反思了科技对世界的影响,自此,世界上第一部真正意义上的"科幻小说"诞生了。1950年"世界科幻三巨头"之一的艾萨克·阿西莫夫与编辑约翰·坎·贝尔提出了"机器人学三定律",用于约束机器人在与人类互动时的行为,机器人学三定律在阿西莫夫的小说中作为机器人行为的核心准则,确保它们在与人类互动时保持安全和合理。2006年,刘慈欣将中国科幻推向世界，小说《三体》提出了"黑暗森林"法则，地球也去流浪了。科幻作品中不乏对医学技术的相应描述，有些是基因改造人类，将人类进行克隆；有些是人工智能机器人诊断与手术一体舱，针对患者具体部位进行全息扫描，机器人可以直接进行麻醉和手术；还有机械假肢与人类神经系统进行完美的结合，使下肢残疾患者可以像运用自己的双腿一样凭借大脑发出指令正常行走。无论在什么科幻背景下，人类始终要面对医疗问题，医疗发展的水平决定了人类的生存与生命的延续。

从科幻到科学

人类的历史是人类与自然、疾病不断斗争的历史，在科技的加持下，人类的寿命已经大大延长，2020—2025年，全世界平均寿命超过70岁。*Nature* 测算了人类寿命的极限，在120～150岁，人类的复原力（自我修复能力）将会在这个年龄段达到临界点，也就是所谓的理论上人类寿命的绝对极限。如果说科幻一直是人类基于当时的科技水平与现实产生的对未来的想象，那么可以说科幻就是科学的前驱力。随着科学领域发展日新月异，人类并没有停下探索的脚步，医学领域的研究者将多学科技术与医学难题进行整合，获得更多的灵感，也取得了更多的突破。基于医学发展的速度，我们有理由相信人类有可能在未来50年或100年达到这一极限寿命水平。

展望未来的50年，纳米技术或将微型传感器注入人体内，使得人体内部的变化得以量化的展示，纳米机器人可以根据指令自行修复血管内皮组织或在体内发挥治疗功能；生物工程学将研发与人体组织相似的生物材料用于替换人体衰老的器官；再生医学将干细胞作为生物补片用来修复心肌梗死患者的心脏组织，恢复心脏的正常功能；免疫疗法可以促使体内杀伤性 T 细胞更准确地识别逃避免疫系统的癌细胞；基因编辑会重塑我们的 DNA，通过剪切和连接 DNA 片段，治愈某些基因疾病……以上是目前具有科学研究理论基础和科学研究团队正在推进的科学项目，通过目前已知的科学方向，未来 50 年就一定会变成不远的现实。麻醉学作为医学的分支，一直困扰麻醉医生的就是解决疼痛的问题，虽然我们已经可以用麻醉药物或不同的麻醉方式使患者在手术过程中感受不到疼痛，但是对于慢性疼痛的治疗和个体化的麻醉精准医疗仍是麻醉医生要持续研究的课题。

麻醉与 AI

1846 年 10 月 16 日，美国医生威廉·莫顿首次在现麻省总医院的一间圆顶大厅成功实施了一例乙醚麻醉手术，为了纪念这一近代麻醉史的开端，每年 10 月 16 日被定为世界麻醉日。如今在快速康复理念的加持下，麻醉医生应用麻醉药物使患者可以无痛地进行外科手术治疗，术后通过多模式镇痛的方式，减轻患者的疼痛。传统方法是通过患者的体重和年龄，以及麻醉医生的专业经验，计算麻醉需要的药物剂量，这不仅受限于不同年资麻醉医生的专业经验，也受限于不同患者的个体差异对药物代谢过程产生的不同反应。

这一直是麻醉医学研究的"瓶颈",即如何个体化地进行无痛治疗,更科学精确地了解患者术中的生命体征变化,术后镇痛能否达到完全无痛。

1956年夏天,约翰·麦卡锡[1]发起了达特茅斯夏季人工智能研讨会的提案,第一次提出了人工智能这一概念,而以纳撒尼尔·罗切斯特[2]、马文·明斯基[3]、约翰·麦卡锡、克劳德·香农[4]为代表的众多科学家在那个夏天用8周时间催生了AI的第一个阵营:符号主义者[5],即AI是源于数理、基于逻辑的表达。现在我们对人工智能的定义是:计算机系统通过多层人工神经网络来模仿人类大脑的操作,以类似人类思维过程的方式执行功能的能力。ChatGTP[6]就是美国旧金山的人工智能研究公司(OpenAI)于2022年发布的一款聊天AI机器人程序,它能够基于在预训练阶段所见的模式和统计规律,来生成回答,还能根据聊天的上下文进行互动,真正像人类一样来聊天交流,甚至能完成撰写论文、邮件、脚本、文案、翻译、代码等任务。自此,人工智能就以人们可以感知的方式渗透进

注释　1　约翰·麦卡锡:人工智能之父,1971年获得图灵奖。
　　　2　纳撒尼尔·罗切斯特:世界上第一台大规模生产的科学用计算机IBM 701的首席设计师,他编写了世界上第一个汇编程序。
　　　3　马文·明斯基:框架理论的创立者,计算机科学家,1969年获图灵奖。
　　　4　克劳德·香农:数字计算机理论和数字电路设计理论的创始人、信息论的创始人。
　　　5　人工智能目前分为三个阵营:符号主义(symbolists)、联结主义(connectionism)、行为主义(actionism)。
　　　6　ChatGTP: Chat Generative Pre-trained Transformer。

我们日常的生活中。麻醉医学可以在AI应用方面进行更深入的探索。

未来，人工智能可以从训练数据集中生成自动预测，合理应用在围手术期的各个阶段，重点在于围手术期的麻醉监测风险预测和手术预后的预测，有效地提高临床决策效率。人工智能在大数据和建模中构建个性化术中管理和术后镇痛方式，不仅可以给予足量的麻醉药物满足手术过程中无痛的需求，且在手术结束后，麻醉药物可以达到完全代谢，极大降低药物在体内残留的不良反应，辅助麻醉医生在精准医疗的道路上更进一步。

高级腹腔镜系统机器人（达芬奇 Leonardo's robot）因其相对于传统腹腔镜手术具有更好的深度感知，体腔内可视更大的空间和更灵活精细的机械臂操作，目前已经在心胸外科、普外科、妇科、泌尿科等复杂精细的外科手术中起到举足轻重的作用。未来50年，机器人配合人工智能系统后，不仅仅是那些可以被患者感知的，如用于气管插管和外周神经阻滞操作的机器人，还有更多不被患者察觉的，如用于无线传输生命体征，建立闭环麻醉输送系统，目标靶控的麻醉药物输注和微型监测系统等会应用在麻醉领域中。

远程虚拟麻醉

麻醉医生的日常工作之一是手术前一天对患者进行术前访视，通过对患者身体情况进行了解后，与患者进行面对面的麻醉风险评估与告知。对于日间手术来说，患者就诊当日可以安排的短小手术，虽然有手术前告知，但仍有一定的可能麻醉当日评估不通过，手术面临取消，这对居住在离医院较远的患者会造成一定的困扰。在未来，患者可以提前预约远程虚拟麻醉术前评估，和麻醉医生通过远程通话视频，"面对面"地接受术前指导，避免长途奔波，缩短亲自就诊时间和降低由于当日麻醉评估不通过造成手术取消的概率；术后，利用家庭和重症监护病房（ICU）的术后远程医疗系统，麻醉医生和护理团队可以针对术后康复阶段的疼痛管理和护理进行指导，缩短患者住院时间，减少患者的医疗费用，提高医院的换床率，让患者在居家环境中更舒适地度过手术后的恢复期。

随着人口老龄化和人类寿命的不断延长，远程医疗监测和远程虚拟麻醉术前评估的需求会不断扩大。人工智能未来应用于麻醉学发展，将重点关注高危患者的识别、并发症早期发现和及时有效的治疗三个基本要点，尤其在灾难情况下，大量伤亡需要麻醉医生紧急的救治时，该项技术可以应对麻醉医生的人员紧缺问题，使更多伤员得到更及时有效的救治。

未来的医学伦理问题

科幻作品中描绘的"冷冻人""换头人""数字生命""克隆人"等是否会成为现实？在人类共同体的今天，全人类的科学技术都在推动医学不断发展，过快的医学发展带来的医学伦理问题也可能愈发严重。一枚硬币具有两面性，科学技术的远景确实给人类带来光明的希望，但是其中涉及更多的是医学伦理学方面的问题和人类对于生命本质的哲学忧思。医学科技的发展有可能加剧医疗资源的分配不均,新的医疗技术也需要高昂的研究成本,医疗设备和技术会集中于大的医疗机构且治疗费用也非常高;基因编辑和试管婴儿会引发关于人类生命的起源、尊严和权利的讨论;电子病历会产生数据安全和隐私保护的问题等。尤其将来 AI 在人类社会占比越大,人类就越依赖 AI 带来的便利,最终放弃了自身的成长和独立的思考。回顾人类的历史,我们经常感叹生命的脆弱,又苦于血肉之躯束缚了人类的视野,虽然疼痛对于生物体来说是一种趋利避害的保护性反射,但疼痛作为伤害性刺激又给人类带来长久的烦恼,当麻醉医生真正解决了疼痛的问题,人类不会再为疼痛而烦恼,那么未来人类是否依然对生命怀有敬畏,抑或是肆意挥霍科技带来的舒适便利?未来的无痛世界,是否真的没有痛?

(陈佳慧)

麻医有话

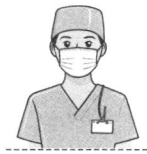

我们对医学的想象早已不再停留于《弗兰肯斯坦》书中描绘的边界,当科幻小说照进现实,人类就已经拥有了更广阔的科学视野和格局。作为麻醉医生,要正确看待科学带来的好处,也要清醒地明白人类始终是凭借独立思考和自主创新才走到了今天,过分依赖机器无益于人类的进步。无论如何,我们对于医学的未来仍然要保持乐观,因为人类对于真理的坚持和追寻不断,希望就不断。

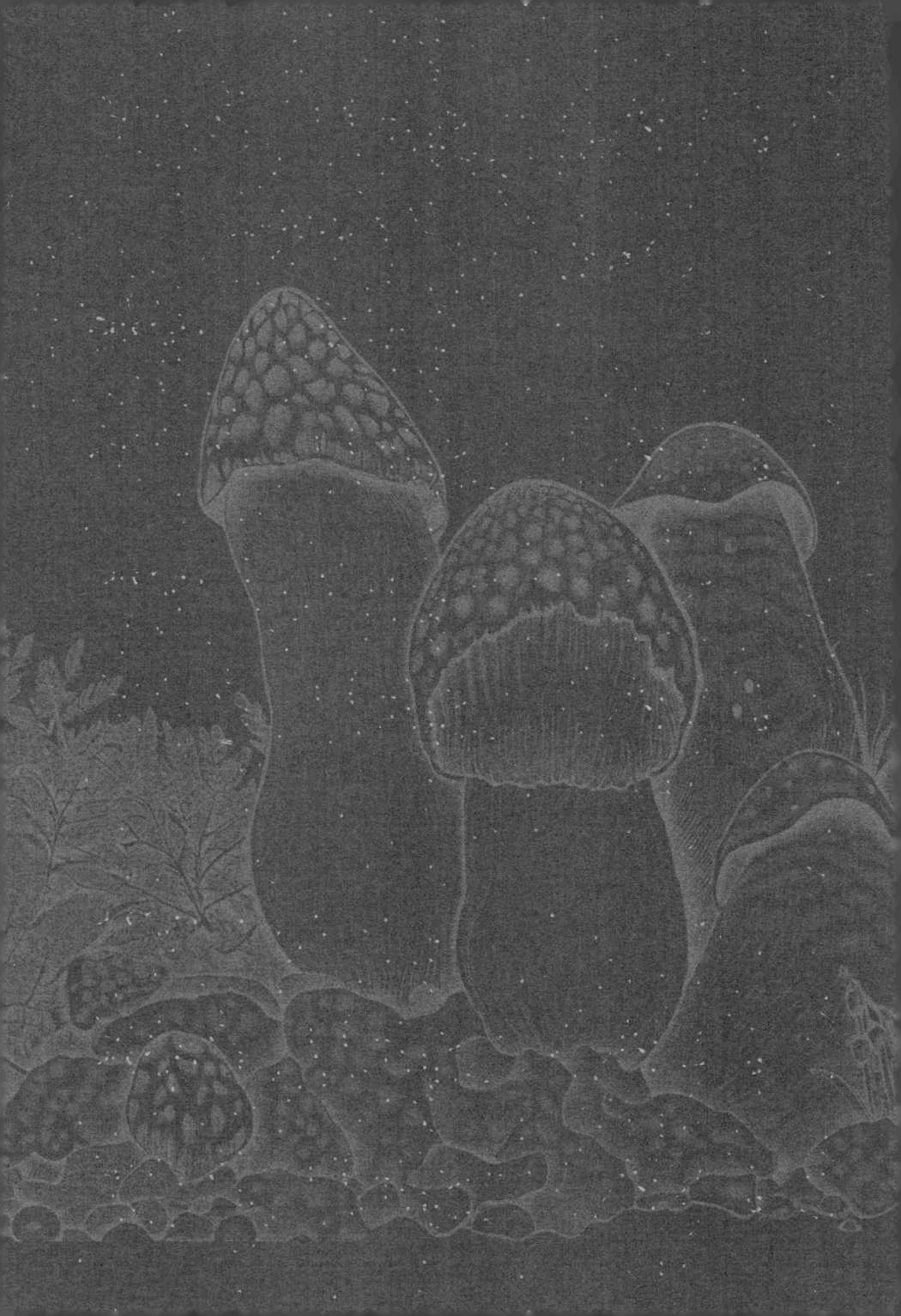

"感觉"太复杂

人体"情报网"的运行与失联

在武侠小说中,我们经常可以看到一个精彩的情节:听声辨位。这是武林高手们凭借敏锐的听觉,准确地判断敌人的位置、距离和动向的一种神奇技能。这种技能实际上是人体的感觉系统,特别是听觉系统的高度发展和运用。除了听觉外,我们还有视、嗅、味和触等多个感官系统。这些系统相互配合,让我们能够感知到外界的各种刺激,从而做出准确的判断和反应。

"情报网"的成员

人体感觉系统就像一张无形的"情报网",帮助我们感知世界。感觉系统则可以细分为两大类:一般感觉和特殊感觉。

一般感觉就像是情报网的主力军,包括浅感觉、深感觉和复合感觉。浅感觉主要是指皮肤表面的感觉,包括触觉、痛觉和温度觉。当你轻轻抚摸一只猫的毛发时,你能感受到它的柔软和顺滑,而当你把手伸进热水中，你能感觉到是否烫手、疼痛。这些感受都是由皮肤上的感受器捕捉到的，通过大脑的分析和处理，让我们知道什么时候该躲闪，什么时候该触碰。与浅感觉不同，深感觉主要涉及身体内部的感知，包括肌肉、关节和韧带等的状态。就算我们闭上眼睛也能知道自己的手臂是弯曲还是伸直的，这就是深感觉在起作用。深感觉还能帮助我们判断身体各部分的位置和运动状态，确保我们的动作准确无误。复合感觉是深感觉和浅感觉的综合体现，它涉及对刺激的综合分析和判断。就像拿一个苹果时，你不仅能感受到它的光滑表面和温度，还能通过手指的触感判断出它的形状、大小及和你之间的距离。这种对多种感觉的综合处理，让我们对周围世界有了更加全面和深入的认知。

　　特殊感觉则像是情报网的特种兵，包括视觉、听觉、嗅觉和味觉。视觉是我们感知外界的主要方式之一，具有追踪、聚焦、辨位、辨色、记忆等多种功能，让我们能够看到远处的风景和近处的细节。听觉则是我们的顺风耳，能够听到声音的方向和距离，让我们避免危险和享受音乐。嗅觉能够感知各种气味，帮助我们分辨食物的好坏和环境中的危险。味觉则是我们的嘴巴小侦探，通过舌头上的味蕾接收食物中的化学物质并将其转化为神经信号，传递到大脑进行识别。让我们感知到食物的甜、酸、苦、咸等味道，对于我们的饮食和营养摄入有着重要的影响。

"情报网"的运行机制

当我们在日常生活中与外界互动时,身体时刻都在接收和处理着来自四面八方的信息。这些信息是如何被捕捉并传递给我们的大脑,从而让我们知道什么是冷、什么是热、什么是痛、什么是痒的呢?这就要从人体的感觉系统如何运行说起。人体感觉系统的运行机制是复杂而精妙的,它通过感受器、传入神经、中枢处理、传出神经和效应器的协同作用,让我们能够感知和理解外部世界。

感受器是感觉系统的起点,它们像小小的门户,负责接收来自外部世界的各种刺激,如温度、压力等。每种感受器只能对特定的刺激产生反应,这种特性确保了我们的感受器可以准确地区分并传递不同种类的信息。根据接收刺激类型的不同,感受器可以分为八大类。首先是机械感受器,可以感知到像皮肤上的触摸、压力,或者是身体内部的张力变化,比如心血管、肺部和空腔内脏的变化。其次是温度感受器,它们可以感知冷和热。无论是我们皮肤的温度,还是口腔和生殖器官的温度,都有这些感受器在工作。再来是声感受器,也就是我们的听觉。这个感受器复杂而精密,包括内耳、中耳和外耳,它们一起工作,让我们能够听到声音。还有光感受器,即我们的视觉。从最简单的原生动物(如眼虫),到复杂的动物,都有这种感受器。它的主要部分是感光细胞,而大部分动物的光感受器还有复杂的视网膜结构。化学感受器主要分布在鼻子、嘴巴、尿道和眼睛等地方,它们特别敏感,能感知到空气和水中的化学物质,比如钠(Na)和氢(H),还有一些挥发性油类。平衡感受器就像是我们的"平衡指南针",在鱼类身上,它们就像是小鱼身边的侧线，帮助它们感知水流和平衡；在鸟类和哺乳动物身上，它们就变得更加复杂和高级，像是一个内置的指南针，维持身体的平衡。此外，还有痛觉感受器，遍布在我们的皮肤、眼睛、嘴巴等地方，当我们的身体受到伤害时，它会立刻发出警报，让我们知道哪里不对劲。最后是位于我们的大脑中的渗透压感受器，虽然具体结构还不太清楚，但它有一个特别的本领，就是能感知到体液中的盐分和其他物质的浓度变化。当体液浓度变低时，这个感受器就知道要减少一种叫做"抗利尿激素"的东西，这会让我们的身体多排尿，排出多余的水分。相反，如果体液盐分浓度升高，变得浓了，它就会多产生这种激素，让我们减少排尿，保持水分。这样，我们的身体就能维持正常的渗透压，保持健康和活力。感受器不是一成不变的，它可以在持续的刺激下逐渐适应，减少反应。例如黑暗中刚打开的灯光可能会让我们觉得刺眼，但一段时间后，眼睛就会适应这种亮度。

一旦感受器将外部刺激转化为神经信号，这些信号就会通过传入神经纤维传递给大脑。传入神经的细胞体就像一个光滑的圆形小球，它有一个长长的"树枝"——树状突，用来接收信息，还有一个较短的"树干"——轴突，用来把信息传递给其他神经元。传入神经就像是我们的"感觉快递员"，如同把包裹送到收件人手里一样，传入神经也会把信息送到特定的中间神经元那里，这个过程速度快且准确。和传出神经不同，传入神经有一个独特的"α"形标志，就像是它的身份证一样。

中枢处理是神经系统中最复杂、最精细的部分。大脑皮质及其他中枢结构接收到来自传入神经的信息后，会进行一系列分析，如识别图像、解析声音、判断气味等。这些处理过程依赖于大脑的神经元网络，它们以极其复杂的方式相互连接和沟通，共同构建出我们对世界的感知和理解。不同的感觉不仅由刺激的性质和被刺激的部位决定，还和我们的大脑皮质如何处理这些刺激有关。就像是用电流刺激视神经，我们的大脑会在枕叶皮质产生光亮的感觉。至于在同一种感觉里，刺激的强度是怎么被编码的，现在认为是感受器可以通过改变相关的神经纤维上的电信号频率来反映刺激的强度。如果刺激变强，可能有更多的感受器和神经向大脑发送冲动。

经过中枢处理后，大脑会发出指令，这些指令通过传出神经纤维传达给身体的各个部位，以产生相应的反应或行为。例如，当我们感觉到热时，大脑会发出指令让身体出汗以散热；当我们听到危险的声音时，大脑会让我们迅速逃离。传出神经的作用，就是对这些反应进行精确的调控。如果传出神经受到损伤或者功能出现问题，就可能会中断这个反射弧，导致人体无法做出正常的反应，比如无法完成躲避类的动作。效应器则是传出神经纤维末梢或运动神经末梢及其所支配的肌肉或腺体。简单来说，效应器就是反射弧的终点。传出神经和效应器协同工作，使人体能够对外界刺激做出快速而准确的反应。

总的来说，这一运行机制不仅展示了人类生理结构的奇妙之处，也为我们提供了与外部环境互动的基础。未来，随着神经科学和医学的发展，我们有望更加深入地了解这一机制的细节和潜力，为人类健康和生活质量的提升提供更多可能。

"情报网"的失联

感觉失联,简单来说,就是身体某些部位的感觉暂时或长期丧失或变化。当身体某部位受到刺激,但大脑没有接收到这个感觉信号,或接收到但解读异常,就会出现感觉失联的现象。当感觉失联发生时,人们可能会体验到一系列的症状。例如,有些人可能会感到身体某个部位麻麻的,仿佛有电流通过;或者痛觉变得异常,即使是轻微的触碰也会感到剧痛,或者对强烈的刺激毫无反应。此外,还可能出现温度感觉失联,即无法准确感知外界的温度,或者在触觉、嗅觉、味觉等方面出现异常。

至于为什么会失效,这背后有多种可能的原因。一方面,可能是身体某个部位出现了功能异常,例如神经系统受损或功能障碍,导致感觉信号无法正常传递。另一方面,某些药物如麻醉药物可能会影响神经系统的正常功能,导致感觉失联。此外,一些疾病或病理状态也可能导致感觉失联,如脑梗死、脑出血、脑肿瘤等。

麻醉药物对人体感觉系统的影响取决于麻醉的类型和方式。局部麻醉是将局部麻醉药注射到身体某处,阻断了神经末梢或神经干向上传递信息。主要影响麻醉部位的痛觉、触觉等,一般不会对身体其他部位产生影响。椎管内麻醉后,人体下半身感觉消失的先后顺序主要受到麻醉药物的作用机制和药物在体内的分布情况影响。一般来说,首先受影响的是温度感觉神经纤维,患者可能会感到手术区域的温觉消失。随后,麻醉药物会影响触觉和痛觉神经纤维,导致手术区域的触觉和痛觉逐渐消失。随着麻醉药物浓度的增加,运动神经纤维也会受到影响,导致手术区域的肌肉运动能力减弱或消失。

近些年来流行的无痛分娩其原理就是控制麻醉药物的剂量浓度，使得产妇痛觉减轻，但运动能力尚在，不影响分娩。全身麻醉则是通过吸入、静脉等方式让麻醉药发挥作用，通过血液循环作用于中枢神经系统，使神经系统被药物暂时"迷惑"，导致患者的一般感觉和特殊感觉系统上传的信号无法被大脑处理。所以在全麻时，我们的痛触觉、位置觉可能会变得模糊或消失，无法感受到手术部位的刺激，这使得手术过程变得更加轻松，但也无法感知到身体的姿势和位置，容易在手术后出现不适。其次，我们的嗅觉和味觉也可能受到影响，对周围的气味和味道变得不那么敏感。随着麻药的代谢消失，这些感觉会逐渐自动恢复。

感觉系统的健康对于我们的整体健康具有重要意义。保持良好的感觉功能可以帮助我们更好地感知外界环境、避免潜在的危险并享受生活的美好。因此，我们应该注意保护我们的感觉系统免受损伤，并定期进行体检以确保其正常运作。同时，当出现感觉障碍时，我们也应该及时寻求医生的帮助并进行治疗。

（王敏、钟江）

围手术期的麻醉"梦之旅"

世界卫生组织(WHO)的数据显示,全球每年约进行3亿次外科手术。这些手术不仅仅是医学领域的一种常见实践,更是改善患者健康和生活质量的至关重要的治疗方式。

尽管外科手术为许多人带来了新生的机会,但接受手术也意味着他们将踏上一段充满挑战和不确定性的旅程。从患者得知自己需要手术开始,整个"围手术期的梦之旅"即刻展开。这段旅程将包括医疗团队的精心准备、患者的心理调适及手术后的细致护理。

围绕着这个神秘而紧张的过程,患者所经历的感受和体验将被逐一揭开。在手术过程中,他们可能会经历各种情绪,从紧张和恐惧到希望和安慰,其中蕴含着无尽的神秘等待着被探索。这个"梦之旅"不仅仅是对身体的治疗,更是对内心的历练和成长。

我要手术了

尽管每年的手术数量如此庞大，没有接受过外科手术的患者仍旧是大多数，患者在就诊时面对需要手术的诊断，不免会感到疑虑与彷徨。在惊讶和困惑中，患者开始与医生交流，提出各种问题和疑虑。医生会耐心地回答患者的各种问题，并且介绍手术的必要性、风险和可能的后果。在医生的专业指导下，患者开始思考并做出了艰难的决定：接受手术，并相信医生将会给予他最好的治疗和关怀。

在患者终于下定决心接受手术后，就要进行入院检查及术前准备。每种手术的术前检查及术前准备都不尽相同。即使是同种手术，因为患者个体情况的不同，术前的准备工作可能也会存在巨大差异。但是，几乎每个患者都会经历类似复杂的情绪变化及心理过程。

许多患者在面对即将进行的手术时会感到焦虑和不安。他们可能担心手术过程中出现意外，或者担心手术后的康复情况。这种焦虑和不安可能会导致睡眠不良、食欲不振等情况。

一些患者可能会对手术的必要性产生疑虑，担心手术的风险和后果。他们可能会思考是否有其他治疗选择，或者是否可以推迟手术。这种犹豫和疑虑可能会影响患者的决策过程。甚至出现手术前"临阵脱逃"。

尽管面对手术可能会感到焦虑和不安，但一些患者仍然保持着希望和信心。他们相信医生的专业能力和治疗技术，期待手术能够解决他们的健康问题，并带来更好的生活质量。有希望就有忧虑。还有一些患者可能会因为手术前的身体状况而感到忧虑和沮丧。他们可能担心手术后的康复过程会对生活产生不利影响，或者担心手术的结果会导致生活发生重大改变。这些复杂的情绪会随着时间的推移而逐渐放大。

在手术前一天，护士会告诉患者需要的准备工作。手术医生会详细和患者讨论手术方案，手术的并发症、利弊等也会详细告知。麻醉医生也会仔细再确认一遍患者的全部病史与病情，确认麻醉方案，告知患者麻醉的注意事项与风险。

换好病号服，整理好自己后，会有专门的工作人员来病房门口接患者去手术室。进入手术大门后，亲属朋友将不能陪同，上文所述的复杂的情绪也会在此刻被无限放大。很多患者会以为，进了手术室的大门，直接就开始麻醉手术了。其实并不是这样，进了手术室的大门后还有很多步骤。首先，手术室的护士会将手术房间，手术中使用的物品都准备好，然后在手术室内认真核对你的各种信息，最后才会将你从转运床转移到手术台。麻醉医生与外科医生会再三核对患者的基本信息与手术麻醉信息。完全无误后进行麻醉前的准备。在确认麻醉与抢救药品准备完全，患者的静脉通路通畅，患者生命体征监护稳定后，麻醉医生才能开始麻醉。

在这个过程中，很多患者会感到特别紧张焦虑，甚至有人要求医生："快给我来一针吧！让我睡过去！我不管安不安全！"面对患者的焦虑和无助，医生可以通过语言安慰来帮助患者缓解紧张的情绪，但有时并不能奏效。这种时候就需要术前的镇静用药。

尽管麻醉医生有多种药物可以让患者镇静，但是患者自身的情绪调节才是最重要的。在面对手术前的复杂心理情绪时，千万不要自我消化，患者要学会寻求家属、亲人和朋友的支持与陪伴。他们的存在不仅仅是为了提供实际的帮助，更重要的是给予患者情感上的支持和鼓励。在医生和医护人员的指导下，家属和亲人可以与患者一起参与医疗决策过程，并为患者提供额外的安慰和抚慰。他们的陪伴和鼓励可以帮助患者缓解焦虑和恐惧，增强对手术的信心和勇气，让患者在面对手术前的挑战时感到更加坚强和安心。

手术已经做完了

很多全麻患者并不能记住自己从清醒到麻醉时到底发生了什么变化。他们只记得自己前一秒还睁着眼睛，下一次睁开眼睛，手术就已经结束了。但实际上，在麻醉诱导进行期间，患者可能会处于梦境或意识模糊的状态。

麻醉药物的作用可能使患者产生幻觉或视觉错觉，导致患者经历一系列不同寻常的感觉和体验。在这种状态下，患者可能会感受到轻飘飘的感觉，仿佛自己飘浮在云端之上，或者可能出现奇幻的梦境，看到各种色彩斑斓的图像或场景。有时候，患者甚至可能会感觉自己与外界脱离，处于一种超现实的状态中。

有些患者会表现为说梦话、手舞足蹈、突然的情绪变化等。术前越是高度紧张的患者，情绪的变化越剧烈，甚至有人在麻醉前几秒会突然大吼："快放我走！"这种意识模糊的体验可能会使患者感到困惑和不安，但请相信麻醉医生会尽最大努力保证患者的安全和舒适，确保手术顺利进行。

有些患者在手术麻醉过程中是没有任何感觉的，但也有患者会有做梦的感觉，可能患者会觉得时间变得模糊和扭曲，患者可能会感觉手术过程持续了很长时间，或者反之，患者又可能会感觉手术过程转瞬即逝，仿佛一转眼就结束了。

麻醉药物的作用可能会导致患者进入深度睡眠状态，并在梦境中产生各种视觉和感觉上的体验。有些患者可能会经历美好而愉悦的梦境，如漫步在青翠的森林中、与亲人相聚的场景或是处于欢乐的度假胜地，这种梦境体验能给患者带来一丝安宁和舒适的感受，为手术过程增添一丝轻松的氛围。少数患者可能会经历噩梦般的梦境，如被追逐、掉落或是遭遇危险，这种梦境体验可能会引发患者的恐惧、焦虑和不安，甚至有可能在手术过程中出现反应。

医护人员会密切监测患者的状态，并尽最大努力确保手术过程的顺利进行。部分患者麻醉醒来后，即使身体略有不适，但仍然因为美梦而非常高兴。也有些患者情绪低落，甚至默默哭泣。当然，大部分患者会处于一个比较平静的状态。在麻醉结束后，医护人员会尽力安抚患者的情绪，缓解其可能产生的不良影响，确保患者平稳度过手术过程的每一个阶段。

手术结束还不算完

手术结束后的苏醒过程：患者从手术结束后的麻醉状态中逐渐苏醒是一个关键的过程。在手术室或恢复室内，医护人员会全程监测患者的生命体征，确保患者安全地苏醒过来。患者可能会经历头晕、恶心、嗜睡等不适感，但这些是正常的反应。医护人员会给予患者适当的护理和安抚,以确保他们舒适地度过苏醒过程。此外,家人和亲友的陪伴也是非常重要的,他们的鼓励和关爱能够给患者更多的力量和信心,帮助他们顺利度过苏醒阶段。

一旦患者完全苏醒,他们将进入康复阶段。这个阶段与手术过程同样重要。患者可能会经历一段时间的身体虚弱和疼痛不适,但随着时间的推移,他们的身体状况会逐渐好转。麻醉医生会帮助患者制定一个镇痛计划,目前最常见的就是术后患者自控镇痛泵,其余包括口服或者注射镇痛药物、神经阻滞、硬膜外镇痛等。麻醉医生会尽最大的努力来减轻患者术后的疼痛不适,但要注意,不管是哪种方法,都不可能让患者达到完全的无痛状态。同时,医护人员会为患者制定个性化的康复计划,包括合理的饮食、适度的运动和定期的复诊检查,以促进患者的康复。此外,心理支持也是康复过程中不可或缺的一部分,患者可能会面临情绪波动和心理压力,因此医护人员会提供心理咨询和支持服务,帮助患者调整心态,积极面对康复挑战。患者出现情绪的波动也请不要自己消化,积极地寻求医生的帮助。

(王东玥)

麻医有话

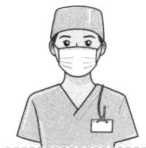

在围手术期的"梦之旅"中，患者经历了从发现需要手术到手术结束的全过程。在这个过程中，患者面临着各种不同的挑战和情绪，但通过麻醉医生的专业指导和技术支持，他们成功地渡过了这段旅程。医生和患者之间的有效沟通和关系建立起了信任和合作的基础，为患者的康复和健康提供了坚实的保障。

奇怪的半麻

场景 1

"9 病区 1 床,李梅家属在吗?赶紧过来一下!"值班的麻醉医生在手术室外喊道,"你好,我是麻醉医生,你爱人马上接受剖宫产手术,我们准备给她上半身麻醉来满足这个手术,请你签字同意。"

场景 2

"医生,你有没有给我打麻醉啊?为什么我的脚还能活动自如,麻醉是不是失败了啊?"躺在手术床上的产妇李梅喊道。"正常的,不要紧张啊,我轻轻掐你一下,你看疼不疼?"值班的麻醉医生说道。"诶?好像真的不疼啊,好神奇啊,谢谢医生!"产妇李梅回复。

椎管内麻醉,也是我们口中常说的"半身麻醉",是现代医学中一种常见的、安全的麻醉方式。它通过局部麻醉剂阻断特定区域的神经信号,实现疼痛的控制。它允许患者在清醒的状态下进行手术,而且丝毫感觉不到一丝疼痛。这是因为患者同时经历着一种被称为"运动感觉分离"的奇特现象。

半身麻醉的基础知识

局部麻醉剂的化学特性

根据结构,局部麻醉剂可以分为酯类和酰胺类局麻药。酯类局麻药有普鲁卡因、丁卡因和氯普鲁卡因等;酰胺类局麻药有利多卡因、布比卡因、甲哌卡因和罗哌卡因等。局麻麻醉剂通过干扰神经细胞膜上的钠离子通道来阻断疼痛信号的传导。

常见半身麻醉的类型

常见的半身麻醉类型有蛛网膜下腔阻滞、硬脊膜外阻滞、腰麻-硬膜外联合麻醉、骶管麻醉,这一类麻醉方式统称为椎管内麻醉。麻醉医生通过一根细长针从背部穿刺到患者的硬脊膜外腔或者蛛网膜下腔,给予相应浓度的局部麻醉剂,从而产生麻醉效果。

运动-感觉分离现象

运动感觉分离,即在局部麻醉剂作用下,患者是无法感受到手术区域的疼痛感,但是自己的肢体运动仍然能受自己的控制。

我们的神经纤维由传导速度分为 A、B、C 三类。麻醉医生将不同浓度的局部麻醉药顺利地注射到我们的脊神经前后根和脊髓的周围，从而产生麻醉作用。麻醉医生如若选用低浓度的局部麻醉药，那么仅能阻滞负责感觉的神经纤维，如果我们麻醉医生选用高浓度的局麻药，那就可以同时阻滞运动神经和感觉神经纤维。神奇的运动－感觉分离，就在于麻醉医生选用低浓度局麻药进行麻醉所产生的现象。

麻醉医生选用较低的浓度就能满足患者的手术需求，又不影响患者的运动功能。对患者而言，是非常安全理想的麻醉方式。在手术顺利结束后，患者又可以在无伤口疼痛的情况下，尽早下床活动，减少术后长期卧床带来的不良影响，加快患者自身恢复。

半身麻醉的实际应用

半麻在手术中的运用

下腹部手术和下肢手术常常采用半身麻醉。下肢手术很好理解，例如大腿骨折，膝关节置管，小腿骨折等。那么肯定有朋友问，哪些算是下腹部手术呢？医生常以肚脐为界，手术部位在肚脐以下的手术称为下腹部手术，最常见的就是生孩子时的剖宫产，还有疝手术和常见的盲肠炎（阑尾炎）手术。

半麻的优势

相比于全身麻醉，半身麻醉减少了对呼吸、循环两大生理系统的影响，对于一些有慢性病的患者和老年人来说更加安全。由于术中患者是清醒的，上半身活动自如，在手术结束后患者可以尽早地进食，等局部麻醉药药效消失，即可下床活动，加快自己的手术康复过程。手术中因为局部麻醉药阻断神经通路的传导，手术所造成的疼痛基本能被控制，而且将大大减少整个手术中其他类的镇痛药物的使用，从而也能降低其他药物所造成的不良反应和并发症风险的发生率。

还有最重要的一点就是，半身麻醉所需要的费用一般比全身麻醉的低。对于一些经济本身不富裕的家庭来讲，如果可以做半身麻醉来完成手术，无疑是非常合适的。说一千道一万，"东西"好不好，也要看有没有用对地方。其实，半身麻醉也存在着一些局限性。比如，麻醉范围就受到了严格限制，涉及上半身的手术，我们所谓的半身麻醉是无法实现的。医生在工作中与脑肿瘤患者家属做术前谈话签字的时候，经常有患者家属会问出："医生，不是有半身麻醉吗？能不能给他做一个只有上半身的麻醉？"

还有一点，也经常发生，就是麻醉即使在整个穿刺过程都非常顺利，也有可能会出现手术区域部分感觉残留的情况。以剖宫产为例，如果出现部分感觉残留，那产妇手术切口有可能三分之二的部位是感觉不到疼痛，但是伤口边缘可能就会感觉剧烈的刀口痛。这主要是因为运动-感觉分离的神奇现象，医生选用了低浓度的局部麻醉药，因个体化差别，直接导致负责感觉的神经纤维阻断不全。

患者的体验与心理反应

随着麻醉医生穿刺成功完成麻醉后，依据神经纤维的直径不同，各种感觉被阻滞会有一定顺序。患者感觉"丧失"的顺序为：血管舒缩神经纤维→温感→痛感→触感→运动神经纤维→压力感觉纤维→本体感觉纤维。由于患者保持清醒，患者可能对整个手术过程产生强烈的好奇感，但同时也可能对患者带来焦虑、紧张和不安。

手术中的环境声音、医生的交谈，都有可能影响着患者的心理状态。所以麻醉医生在手术前应与患者进行充分的沟通，解释整个麻醉实施的过程和手术过程中可能出现的预期情况，让患者充分了解，以最大限度地减少患者出现的焦虑、紧张情绪。

半身麻醉也有副作用

头痛

头痛是最常见的并发症之一。这是因为医生在给患者做椎管内麻醉的时候，难免会造成脑脊液漏，一旦脑脊液流失过多，导致低颅内压性头痛，在女性中尤为多见。一般 10 年工作经验以上的麻醉医生，往往在产妇剖宫产手术后送出手术室时，会跟产妇叮嘱一句："回去平躺至少 6 个小时，不然容易头痛。"

尿潴留

麻醉后由于负责排尿的神经被阻断，容易短暂的无法排尿。如果术前喝了很多水，或者手术中静脉补液过多，那么患者在手术结束后，往往会有下腹憋胀感。此时最佳的处理方式就是给患者留置导尿管了。等患者麻醉效果退去，即可拔除。

神经损伤

神经损伤比较罕见。我们的半身麻醉就是通过局部麻醉剂阻断神经传导的通路。所以使用的麻醉针穿刺至最终的目标点，就是相应的神经周围。麻醉穿刺针或者导管在神经周围很容易损伤神经的根部，如果损伤得较深，很有可能造成永久的神经损伤。这就需要麻醉医生有丰富的临床经验。

感染

半身麻醉属于有伤口的创伤性操作，只要破坏皮肤的完整性，就有存在感染的风险，尤其是在不严格的无菌操作下进行。可以说感染是外科手术操作中最令医生紧张的事情。

硬膜外血肿

我们医生在穿刺过程中从表皮到神经根部，这个过程中包含很多层次，里面就存在很多细小血管，在穿刺的过程中很容易碰到穿破，引起出血，少量的出血一般没什么问题，如果急性大量出血，很有可能造成血肿，压迫神经，此时就需要外科紧急开刀，清除血肿。

局部麻醉剂中毒

局部麻醉剂中毒多在刚参加工作没几年,经验不够丰富的麻醉医生中发生。因为经验不足,无法准确判断,或者误将局部麻醉剂推入血管引起。此并发症一旦发生,将危及生命。

低血压

这是由于局部麻醉剂阻断了我们的交感神经,从而导致人体的血管扩张,引起血容量相对不足,导致我们的心脏无法提供充足的血流来供应其他器官。

呕心和呕吐

尽管不如全身麻醉发生的概率高,但是患者仍然有小概率出现。

术后腰背痛

多数由麻醉医生反复操作穿刺,引起患者背部肌肉损伤引起。但是引起医生反复操作的原因有两点,一是麻醉医生的操作技术水平决定,二是由患者本身因素引起,如肥胖、腰椎骨质增生等,大大增加了麻醉医生做穿刺的难度。

导管折断

时间比较长的手术,麻醉医生做完硬膜外穿刺后,往往会留置导管,这样可以连续给药,进行连续阻滞。在手术结束后,医生就会把导管拔除,由于腰部肌肉组织等原因,把拔除过程中,容易使导管折断，如果导管断在体内，那就需要外科手术介入取出导管。

半身麻醉风险预防

* **充分术前评估**：我们医生在做任何操作前，应充分了解患者的健康状况，包括药物过敏史、凝血功能、脊柱解剖结构等，以降低麻醉风险。
* **麻醉前教育**：我们医生需要向患者解释麻醉过程，可能的风险及术后注意事项，减少患者的焦虑和恐惧。
* **严格的无菌操作**：麻醉医生在进行麻醉穿刺时，应该严格遵守无菌技术，减少感染风险。
* **适当的体位**：在麻醉过程中，确保患者处于正确的体位，以提高穿刺成功率，降低穿刺损伤和头痛风险。
* **缓慢注射药物**：在注射局部麻醉剂时，缓慢的注药速度可以减少对脊髓的刺激和降低低血压的发生。
* **监测生命体征**：整个麻醉过程，监测患者血压、脉搏、呼吸等，能有效并及时地发现危及生命的麻醉并发症。
* **使用预防性药物**：在麻醉前使用预防性药物，如预防性使用抗生素和抗过敏药物，以前降低整个手术过程的感染和过敏风险。
* **使用适当的麻醉药物剂量**：麻醉医生应该根据患者的身高、体重和即将进行的手术种类来"量身定制"所需的麻醉药量，避免药物使用过量或者不足引起的不良反应。
* **维持适当的血压**：在整个麻醉过程中，麻醉医生应当使用适当的药

物来调控血压，以维持血压在平稳的水平，以减少低血压和术后头痛的风险。
- **充足且适当的液体补充**：医生通过麻醉前充分补充液体，来预防患者血容量不足引起的低血压，特别是老年患者，这一点尤为重要，平稳的血压管理，是可以大大减少患者心、脑并发症的发生。
- **术后观察**：在麻醉手术后，密切观察患者的恢复情况，这样我们的医护人员能及时发现并处理可能出现的并发症。
- **患者指导**：教育患者在术后如何正确活动，避免剧烈活动，或者不当体位，以此来减少神经损伤的风险。

通过上述措施，我们可以最大限度地降低半身麻醉的并发症风险，增加患者接受手术的安全感与舒适感。

半身麻醉的未来

新型局部麻醉药物的研发

现在流行的局部麻醉药，依然存在着毒性作用，未来新型的局部麻醉药物，应具备安全无毒性、时效可控性、高效选择性。其中，安全无毒性，顾名思义，即该局部麻醉药物注射到人体组织、血管内，也不会对人体的器官造成损害；时效可控性，即根据术前对手术时长的估计，准确使用药物剂量，手术结束，麻醉效果消退，不影响患者手术后的恢复；高效选择性，即完成麻醉后，只对患者的痛觉进行阻断，而不影响其他的感觉，这样患者手术后，能尽早进行康复。

精准治疗

现今医疗原则主流是外科手术微创化,加速患者康复。对于麻醉医生而言,穿刺技术的可视化能大幅提升医生穿刺的成功率,减少并发症发生,增加患者舒适度。例如运用超声引导定位,这就是完美地融合超声医学的体现。如今国内大部分医院麻醉医生均能熟练运用超声技术,作为自己的第三只眼睛,来帮助自己提高治疗操作的成功率。

患者自控镇痛

医生通过术前评估,给患者使用电子止痛泵治疗,让患者根据自己的需求,自行按需给药,疼痛加剧时,药量增量,疼痛减轻时,自行减少药物剂量,减少镇痛药物的不良反应。

(吴城孝)

麻医有话

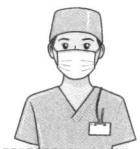

半身麻醉(椎管内麻醉)及其引起的运动-感觉分离现象,为手术患者提供了一种相对舒适和安全的手术体验。随着医学技术的不断进步,未来的半身麻醉技术将更加精准、安全,为患者带来更多的益处。同时,加强患者教育和心理支持,将进一步提升患者的整体手术体验。这将是我们一代又一代的麻醉医生所将奋斗的目标。

产妇的恐惧与"温柔镇痛"

疼痛是一种疾病

疼痛是人类大脑对机体一定部位组织损伤或可导致组织损伤的刺激作用产生的一种不愉快的主观感觉,可诱发机体产生代谢、内分泌、呼吸、循环、应激等功能改变。疼痛是一个复杂的神经活动,并且可能对正常生理功能产生影响,甚至威胁和损害身体健康。疼痛不仅给患者带来躯体和精神上的影响,而且对中枢神经、循环、呼吸、内分泌、消化和自主神经等系统可能产生不良影响和导致病理改变,甚至严重影响患者的正常生活。因此,疼痛治疗应该是全面的,不仅要缓解疼痛,同时要关注疼痛产生的心理方面的改变。

分娩痛:没有最痛,只有更痛

有研究认为,分娩的宫缩疼痛程度是所有疼痛中排名第二的,仅次于烧灼的剧痛。在疼痛分级里,分娩痛属于最高级别的 10 级疼痛。有人把这种疼痛形容为"断了十二根肋骨的疼痛"或者"被人用大锤抡小腹"等。在一些分娩痛体验活动中，我们会看到，工作人员给准爸爸的肚皮连接上可以用电流模拟宫缩刺激的分娩阵痛体验仪，很多准爸爸甚至都坚持不到 7 级疼痛的刺激。

产妇感受分娩疼痛存在较大的个体差异，绝大多数女性将分娩疼痛描述为特别严重、可能是毕生经历的最严重的疼痛。有的孕妇形容，生孩子的感受就像是"死过一回"一样，像是从鬼门关里走了一圈之后再次回到这个世界。不少顺产的准妈妈往往在规律宫缩才出现时就会觉得那已经是可承受的痛的极限了，但事实是，随着产程进展、宫缩强度和频率的增加，她们才意识到世界上原来"没有最痛，只有更痛"。有些意志不坚定的准妈妈会想要放弃，另一些坚持要顺产的，则开始担心后面的升级版疼痛会不会将自己的体力和意志消耗殆尽。这时你有一种选择叫做"分娩镇痛"。顾名思义，这是一项旨在缓解分娩期疼痛的"神奇"技术。这到底有多神奇呢？很多经历过的人都觉得，自己仿佛"一秒从地狱升入天堂"。

分娩之痛并非"天经地义"

很多人觉得生孩子疼是天经地义的，不疼不叫生孩子。一些"过来人"经常说"生孩子哪有不疼的""成为一个母亲就得忍受疼痛"，对于这种观点，应当给予纠正。还有一部分人有顾虑，认为打麻药对胎儿健康有影响，"打麻药会让孩子变傻"。有的男方和家属为了不让孩子"受影响"，劝产妇"忍忍就过去了"。

其实，无痛分娩已在我国推行许多年，据调查显示，无痛分娩不会对新生儿的健康状况、神经系统发育等产生不良影响，同时对孩子远期社会适应能力亦无明显影响。这就说明无痛分娩影响孩子的观点是不公正的。我们应当摒弃这种观点，正确面对无痛分娩。女性既然选择了怀孕，就有权利自主选择是否进行无痛分娩，对于不必要的分娩痛，准妈妈们当然有权利说不！但目前我国平均分娩镇痛普及率仅约30%，很多女性依然要面对这种难以承受之痛。

分娩痛是怎么发生的

分娩是指妊娠满28周后，胎儿及其附属物从临产启动至从母体全部娩出的过程。分娩疼痛是伴随产程的开始和进展出现的。首先我们来认识一下什么是产程：产程开始的标志为规律宫缩（间隙一般为5～6分钟，持续30～40秒，宫内压力会在基础值上增加20～30mmHg），伴有宫颈的扩张及胎先露的下降。产程分为三个阶段：第一产程从规律宫缩开始至宫颈口完全扩张，初产妇由于宫颈较紧，宫口扩张较慢，需11～12小时，经产妇宫颈较松，宫口扩张较快，需6～8小时；第二产程为宫口开全至胎儿娩出，初产妇一般不超过2小时，经产妇通常需数分钟即可完成；第三产程为胎儿娩出至胎盘娩出，需10～15分钟，正常不超过30分钟。

分娩期疼痛至少由三个部位疼痛组成：①腹部收缩痛；②腰骶部收缩痛；③持续性腰骶部痛。这种腹部和腰骶部的收缩痛会随着宫颈的扩张而发生变化。在分娩早期，产妇可能只感到不舒服，随着产程进展,产妇会有难以忍受的疼痛感觉。

第一产程:分娩痛来自子宫收缩和宫颈扩张。子宫收缩时,宫内压升高(可达 35～50mmHg),子宫韧带和腹膜受到牵拉,子宫壁血管暂时受压闭塞,周围组织暂时性缺氧、缺血。这些都随宫缩加剧而引起强烈的痛感。第一产程后期通常被称为是产程的过渡阶段。在该时段,产妇要忍受宫颈和子宫下段扩张引起的内脏痛。在宫口开全前,不仅会增加产妇的疲惫和耗能,还增加了宫颈裂伤的危险。

第二产程:盆底及会阴组织的扩张及先露部分继续下降,子宫体的收缩及子宫下段的扩张,两者叠加所致。随着胎头或胎臀在产道中下降,阴道和会阴部逐渐扩张,这种扩张会引起严重的疼痛,这种疼痛局限在阴道和会阴部。胎头下降开始至胎头娩出是分娩期最痛苦的阶段。

第三产程:宫内压下降,会阴部牵拉消失,产妇会感到突然松懈。宫缩时产妇感到腹痛,特别是耻骨上区疼痛显著,伴有腰痛、骶尾部疼痛。疼痛的刺激主要出现于第一产程和第二产程。分娩镇痛的目的是在不影响母体和胎儿安全的情况下减轻孕妇产程中的痛苦。

无痛分娩的前世今生

在远古时代,人类就开始用念咒、挂符等方式来缓解产痛。有一些原始部落采用机械方法来帮助分娩,但这些方法可以说是粗鲁的折磨。他们通常会雇佣强壮的男人,在分娩的妇女宫缩时把他们的脚跟压在肋骨下以此来减轻疼痛。后来,人们用鸦片、催眠术和麻醉药来减轻分娩疼痛。

1846年10月16日,莫顿最先在麻省总医院演示了乙醚麻醉。南森,波士顿的一名牙医,他于1847年4月7日指导沃兹沃斯为芬妮应用乙醚镇痛。他在文章中写道:"意识没有消失,分娩没有停滞。"随后,他发表了乙醚用于分娩的论文,描述乙醚在581例分娩中的应用。1847年10月,一位利物浦的化学家沃尔迪推荐辛普森为分娩的孕妇应用氯仿,因为氯仿的挥发性和气味更好。辛普森医师把氯仿进行分娩镇痛的观察结果发表在《柳叶刀》杂志上,他在文章中注明了氯仿的优点——"患者被麻醉后,睡眠阻止了疼痛"。至此,标志着分娩镇痛历史的开端。

1853年,英国维多利亚女王生产时曾用氯仿镇痛,加快了分娩镇痛技术在英国的发展。1880年,克里克维兹将笑气用于分娩镇痛,因效果明显而曾风靡一时。

20世纪50年代初,苏联开创"精神预防性无痛分娩",它主要包括孕期教育、锻炼助产动作、在各产程中给予指导、精神鼓励和支持。

1979年,欧洲勒维提出硬膜外麻醉是分娩镇痛的最有效方法。从20世纪80年代开始,将硬膜外麻醉用于无痛分娩得到越来越多医生和产妇的认可。80年代后期,无痛分娩开始在众多西方国家作为产科工作常规普遍推广。到20世纪90年代末,英国产妇的无痛分娩率已高达90%以上,美国已超过80%,法国、加拿大等国家的无痛分娩率也已达到或超过50%。

无痛分娩是给孕妈妈最好的礼物

那么无痛分娩是什么呢?"无痛分娩"在医学上称为"分娩镇痛",是指采用一种或多种措施使分娩时的疼痛减轻甚至消失。分娩镇痛方法的选择,必须兼顾母亲和胎儿的安全,应尽可能避免对胎儿和正常产程产生不良影响。分娩镇痛方法分为四类:①非药物镇痛,如心理助产、水疗和水中分娩、经皮电刺激等;②全身药物治疗,又分静脉和吸入药物;③椎管内阻滞;④其他区域麻醉技术,如宫颈旁阻滞、腰交感阻滞等。目前,椎管内阻滞是分娩镇痛最安全且效果确切的方法。椎管内镇痛分娩的目标是在不产生明显运动阻滞前提下消除分娩期疼痛,分娩过程中产妇意识清醒,几乎无运动神经阻滞,不影响正常活动,可自由行走,不影响进食水,能够主动参与分娩过程,可以达到"可行走的硬膜外镇痛分娩"。此外,该技术给药方便,能满足产钳和剖宫产手术的麻醉需要,为及早结束产程节约了时间,有助于母婴安全。椎管内神经阻滞包括硬膜外阻滞、蛛网膜下腔阻滞、腰－硬联合阻滞,以及持续蛛网膜下腔微导管镇痛。硬膜外镇痛和腰－硬联合镇痛是最安全、有效的分娩镇痛方式。

那么什么时候才可以无痛分娩呢?以前认为分娩镇痛在宫口开三指才可以打,这是整个产程疼痛最明显的时期,也是分娩镇痛"大显身手"的最佳时期。但最新指南认为,不应再以产妇宫口大小作为分娩镇痛开始的时机,只要产程发动,有规律宫缩,产妇即可根据自身情况提出镇痛的要求。麻醉医生会第一时间对产妇进行医疗评估,若无禁忌证,会向产妇及产妇家属告知并签署知情同意书，然后就可以开始无痛分娩之旅了。

准妈妈们要怎么配合麻醉医生完成这项操作呢？进行硬膜外镇痛时，产妇需要配合麻醉医生摆出一个特殊的侧卧体位，宛如一只蜷缩的大虾，充分暴露脊椎间隙，即侧卧位躺在治疗床上，尽量弓背，头靠向膝盖，将自己弓成一只虾状。麻醉医生会在腰背部打一针，在硬膜外腔放置一根细管，整个操作过程为10～15分钟。留置的导管连接输注泵，镇痛药液会自动持续或脉冲式注入硬膜外腔，发挥镇痛作用。当镇痛起效时，产妇腹部的疼痛会消失或减轻，但不会影响下肢活动，大多数产妇能感到宫缩时的紧缩感但没有不适感。此时产妇因为疼痛的减轻会更舒适，能得到更好的休息，以更饱满的精神状态参与分娩的全过程。硬膜外镇痛还有一个"隐藏功能"，产程中万一出现意外，需要进行紧急剖宫产，可以通过已置入的硬膜外导管注入麻醉剂量的局麻药，产科医生就可以直接进行急诊剖宫产手术了。

Q：无痛可以持续多久？

A：可以一直使用直到离开产房，还可以缓解阴道撕裂或者需要会阴侧切产生的疼痛。

Q：加了麻药，会不会对宝宝有影响呢？

A：没有任何影响，而且还有好处。疼痛会使产妇焦虑、恐惧，导致心率增快，耗氧增加从而影响新生儿血流和氧气供应。

Q：会让孕妈妈落下腰痛的病根吗？

A：不会！那为什么这么多孕妈妈生了宝宝后就会腰痛呢？目前的研究结果显示，不论是否使用分娩镇痛，产后腰痛的发生率均在 40% 左右。产后腰痛的原因有很多：①分娩时的产伤；②分娩后的一段时间，骨盆韧带还处于松弛状态，腹部肌肉较之前软弱无力，子宫没有完全复位，都会引起腰痛；③很多妈妈在产后需要经常弯腰照顾宝宝，如洗澡、换尿布等，增大了腰部肌肉的负荷，造成腰肌劳损而发生腰痛；④恶露排出不畅引起盆腔血液淤积，都易诱发腰部疼痛。因此，产后要注意合理膳食、腰部保护、适量运动，同时养成良好的卫生习惯，腰痛也是可以避免的。

（朱雨薇、徐威）

麻医有话

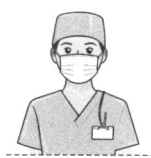

分娩镇痛是现代文明产科的标志，是每一位产妇和胎儿的权利。产妇有权利享受安全、幸福的分娩服务，胎儿也有权在此过程中受到保护与善待。生育本身就足够伟大，疼痛不该是成为母亲的"入场券"。愿每一位孕妈妈都能感受到分娩镇痛所带来的舒适与愉悦！

生活中的"迷幻"日常

36岁的中年人刚刚结束一场觥筹交错的应酬,走在人行道上,他视线模糊,仿佛听到耳边窃窃私语;72岁的云南老伯在饱餐一顿野生菌子后,看到一群蓝色的小人围着他跳舞;酒吧内音乐轰鸣,彩色的"小药片"被贩售,服用"小药片"的年轻人在舞池中疯狂摇头……

"迷幻"与"幻觉"相关,幻觉是指没有相应的客观刺激时所出现的知觉体验。换言之,幻觉是一种主观体验,是一种比较严重的知觉障碍。幻觉通常包括幻听与幻视,产生幻觉与自身精神疾病、颅脑疾病、滥用药物的不良反应、食物中毒、酗酒或吸食毒品等有一定的相关性。

类麻醉物与致幻物

能够产生幻觉的物质主要分为类麻醉物与致幻物,它们主要区别体现在它们的作用机制、效果和用途上。类麻醉物主要是指那些能够产生麻醉效果的药物或物质。它们通常作用于中枢神经系统，通过阻断神经信号的传递或影响神经递质的释放，使人体产生无痛觉、无意识或肌肉松弛的状态。类麻醉药物在医疗领域有着广泛的应用，如手术时的全身麻醉、局部麻醉及疼痛治疗等。这些药物的使用需要在专业医生的指导下进行，以确保安全和有效性。相比之下，致幻物主要作用于中枢神经系统中的特定区域，影响神经递质的功能，导致使用者产生幻觉、错觉和感知扭曲等体验。致幻物可能来自天然植物，如某些种类的蘑菇，也可能是化学合成的物质，如麦角二乙酰胺等。这些物质往往具有强烈的成瘾性和潜在的危险性，滥用可能导致严重的身体和心理健康问题。

因此，类麻醉物与致幻物的主要区别在于它们的作用机制和效果。类麻醉物主要用于医疗目的，通过阻断神经信号产生麻醉效果；而致幻物则主要影响感知和认知，导致幻觉和错觉等体验，通常与娱乐或滥用相关。无论是类麻醉物还是致幻物均有一定程度的成瘾性，超剂量服用或滥用，均会造成不同程度的、不可逆的神经系统的损伤。

物质成瘾与行为成瘾

成瘾性物质或行为可以大致分为两类：物质成瘾和行为成瘾。物质成瘾主要包括毒品和一些药品。毒品，如海洛因、吗啡、冰毒等，会直接作用于大脑，产生强烈的快感，导致成瘾。通过媒体报道或禁毒宣传片，大家能够了解毒品的危害，毒品不仅仅能够对人的神经系统造成不可逆的损伤，更重要的是毒品的成瘾性会让吸毒人员产生"奖励机制"，通过不断吸食或注射毒品产生欣快感，导致为了追求同等程度的快感而加大吸食或注射毒品的剂量，对毒品产生强烈的渴求，最终自愿强制吸毒，直到生命结束。即使吸毒人员经过戒毒，这些人的复吸率也非常高，这也是为什么毒品被称为"万恶之源"。此外，产生成瘾性的物质还有镇静镇痛药，还有一些处方药滥用也可能导致成瘾，如止咳药水、曲马多、复方甘草片、复方地芬诺酯等。

除了毒品和药品，酒精的滥用造成的危害也越来越多地被人们认识到。酒精，包括啤酒、葡萄酒、白酒等，酒精滥用或酒精依赖的患者会对酒精产生强烈的渴求。过量饮酒产生醉酒的反应机制主要与酒精在体内的吸收、分布、代谢和排泄过程有关。首先，酒精主要通过胃肠道吸收进入血液。一旦进入血液，酒精可以迅速分布到全身各个组织和器官，包括大脑。酒精能够穿过血脑屏障，直接影响大脑的功能。酒精主要影响神经递质的传递，特别是与兴奋和抑制过程相关的神经递质。酒精能够干扰这些神经递质的正常功能，导致大脑功能的改变。具体来说，酒精首先会对大脑产生兴奋作用，使人感到愉悦和放松，随着酒精摄入量的增加，它会逐渐转为抑制作用，影响大脑皮质的正常功能。这会导致一系列醉酒的症状出现，如头晕、反应迟钝、言语含糊、步态不稳等。部分患者还会出现恶心、呕吐、腹痛、腹泻等症状。此外，酒精还会影响身体的代谢过程，干扰肝脏的正常功能，导致酒精在体内的代谢速度减慢。这进一步加剧了醉酒的程度和持续时间。需要注意的是,每个人的酒精代谢能力和对酒精的敏感度都不同,因此醉酒后的反应程度和表现也会有所差异。同时,过量饮酒还会对健康产生长期的负面影响,如肝脏疾病、心血管疾病等。

尼古丁和一些自然物质或植物在某些文化或传统中被用作产生幻觉或类似体验的媒介,如某些草药、茶叶或酒精饮料等。然而,这些物质的效果和安全性因个体和用法而异,且并非所有人都适合使用。

行为成瘾主要包括赌博、游戏成瘾、网上购物、性成瘾等。

云南野生菌子

"红伞伞,白杆杆……"这个关于云南菌子的顺口溜形象地描绘了误食野生菌子产生中毒的场景。每年6～7月的雨季对于云南人来说,尤为欢欣鼓舞,大量野生菌子破土而出,这正是云南人民背上小背篓,到深山老林中寻找"人间至味"的时候。云南的地理环境和气候条件适合菌子的生长,通常人们把人工种植的称作蘑菇,野生的称作菌子。菌子通常指食用菌类植物的子实体,指蕈、菇、灵芝一类,常见的食用菌类有香菇、蘑菇、猴头、木耳、灵芝等,多属山珍类,古时均属野生,现在已能人工培植,可以大范围生产。许多食用真菌营养丰富,味道鲜美,吸引了众多中外食客不远万里去云南体验菌子的美味。

菌子虽然美味,但是误食或不当处理导致的意外中毒每年都有发生。云南野生菌的某些种类如毒鹅膏菌、斑蘑菇等确实含有毒素，误食后可能导致中毒。中毒者可能出现胃肠道反应，如恶心、呕吐、腹痛、腹泻等。这是菌子中毒较为普遍的表现，是由于菌类中的毒素会刺激胃肠道黏膜，导致胃肠道功能紊乱。中毒者还可能会出现神经系统症状，如头晕、头痛、幻觉、幻听等。这些症状可能是由于毒素影响大脑神经系统的正常功能所致，这就是为什么有些人会看到"一群蓝色小人在跳来跳去"。在中毒严重的情况下，甚至可能出现意识障碍、昏迷、抽搐等严重神经系统症状。此外，还可能出现皮肤瘙痒、红肿、水疱等。这可能是毒素引起的过敏反应或光敏反应。

为了更好地避免食用野生菌子中毒，需要注意以下几个方面。首先，正确识别菌子，在采摘菌子时，务必确保能够正确识别各种菌子。有毒菌类与无毒菌类有时外观相似，因此，不具备丰富经验的人应避免随意采摘。如果不确定菌子的种类，最好不要食用。其次，购买可靠渠道的菌子，在市场上购买菌子时，应选择来自可靠渠道的菌子，如大型超市或知名的农贸市场。避免购买来源不明的菌子，以减少中毒风险。再次，注意菌子的加工和烹饪方式并控制食用量，菌子在烹饪前需要彻底清洗，以去除表面的污垢和杂质。在烹饪过程中，要确保菌子完全熟透。一些菌子如果未煮熟，可能含有毒性成分，食用后容易导致中毒。尽管菌子美味，但也要适量食用，过量食用可能增加中毒的风险。

需要注意的是，云南菌子中毒的症状可能因个体差异和中毒菌类的不同而有所差异。因此，在食用菌子后，如果出现头晕、恶心、呕吐、腹痛、腹泻等症状，可能是菌子中毒的表现。此时应立即停止食用，并及时就医。中毒者应告知医生自己食用菌子的情况，以便医生能够准确判断中毒原因并进行针对性治疗。医生会结合中毒者的主诉及症状和体征，采取洗胃、导泻、输液等治疗措施，以清除体内的毒素并维持身体的正常功能。

（陈佳慧）

麻医有话

《麻醉药品品种目录（2013年版）》和《精神药品品种目录（2013年版）》中列明了121种麻醉药品和130种精神药品。国家卫生健康委员会关于《医疗机构麻醉药品、第一类精神药品管理规定》制定严格的管理制度，明确精麻药的采购、储存、使用、销毁等各个环节的规范操作流程。

生活中有些食物或物质确实可能引发幻觉或类似的感知变化，但这些"迷幻"物质都是与药物滥用、毒品吸食、酗酒和食物中毒相关。比如，由于盲目劝酒或拼酒导致的饮酒过量猝死事件，平时尝鲜的过程中也勿忘食品安全，从采购途径清晰的市场购买食材进行合理烹饪，不过量食用有微量毒性的食物，避免食物中毒的发生。

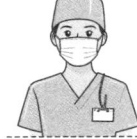

意识"失而复得"

神奇的"意识消失术"

麻醉不是简单的"睡着"

在现代医学中,麻醉学是一个至关重要的分支,同时也笼罩着"神秘"的面纱。在大多数人眼中,麻醉可能就是在手术过程中"睡着",但实际上,所谓的"睡着"是指镇静或者全身麻醉,而现代麻醉涵盖的麻醉方法还有很多,包括局部麻醉、椎管内麻醉、肢体和躯干的神经阻滞麻醉。本文则重点为大家揭秘全身麻醉这一神奇的"意识消失术"。

麻醉的意识消失之旅

全身麻醉并不仅仅是让患者"睡着"。镇静或麻醉是一种药物诱导的人体状态,包括意识丧失、疼痛感消失、肌肉松弛和暂时性记忆丧失。这种状态允许外科医生在患者身上进行手术,而患者也不会感到疼痛或恐惧。全身麻醉的过程通常有三个阶段:诱导、维持和苏醒,这三个阶段就好比飞机起飞、巡航和着陆。

诱导阶段：这一阶段可以比作飞机的起飞过程。就像飞机需要通过强大的引擎力量迅速离地。麻醉诱导阶段通过快速给予麻醉药物，帮助患者从清醒状态迅速过渡到无意识状态。这一阶段的目标是快速、平稳地让患者进入无意识、无痛和肌肉松弛的状态，同时尽量减少对患者的生理冲击。这个阶段通常很短，但至关重要，需要精确控制药物剂量和给药速度，确保患者平稳"起飞"，进入麻醉状态。

维持阶段：这个阶段可以比喻为飞机在空中的巡航阶段。飞机在达到一定高度后，会进入平稳飞行的状态，飞行员需要调整引擎的输出，保持飞机的稳定飞行。同样，在麻醉的维持阶段，麻醉医生需要持续监控和调整麻醉药物的剂量，确保患者在整个手术过程中保持合适的麻醉深度，既不醒来也不过度麻醉。

苏醒阶段：这一阶段可以比作飞机的着陆过程。飞机在到达目的地，准备降落前，飞行员需要逐渐减少引擎的推力，让飞机慢慢下降至跑道。在麻醉的苏醒阶段，随着麻醉药物的停止，其作用逐渐减弱，患者的意识、肌肉张力和痛觉也会逐渐恢复。麻醉医生和护理人员会密切监控患者的生命体征，确保患者平稳过渡到完全苏醒的状态。这一阶段，麻醉医生要保证患者意识和肌肉张力尽可能恢复到术前，同时要尽可能地控制患者的疼痛，这对减少术后并发症、加快恢复至关重要。

全身麻醉对人体各系统的影响

全身麻醉不仅影响患者的意识和骨骼、肌肉系统，还会引起一系列复杂的生理变化。如果把人体比作一个城市，那么其运行离不开良好的基础设施和管理。全身麻醉期间，人体各系统也会受到一定影响。

呼吸系统功能在全身麻醉时会发生显著变化。全身麻醉可影响控制呼吸的肌肉，导致空气交换效率下降。因此，麻醉医生对于患者呼吸状态的监测是须臾不敢大意的。麻醉医生通过监测患者的呼吸动作、呼气末二氧化碳浓度、动脉血气分析、指末氧饱和度等指标，充分了解患者的呼吸功能状态，确保患者在麻醉中的安全。

麻醉可能导致心血管系统的一系列变化，麻醉药物可能影响血管的张力，从而导致血压和心率的变化，类似于城市街道上的交通流量变得不稳定——一些地区可能会减速，而其他地区可能会出现激增。麻醉医生则会仔细监测和调整患者的心血管状态，使血流保持顺畅。

肾脏系统就像城市的废物管理和处理工厂，麻醉时的低血压状态会影响肾脏过滤血液的能力，这可能导致"废物产品"暂时积累。因此，麻醉医生在手术中会密切监测患者的肾脏功能状态，比如通过尿量判断患者的肾功能是否正常。

消化系统好比管理城市的食物供应和废物处理中心，麻醉状态下，它们的运转效率会降低，特别是在使用一些会抑制消化系统的药物（如阿片类药物）和存在剧烈的疼痛、炎症因子刺激的情况时，消化道蠕动减慢、吸收功能受影响，类似于城市的垃圾车运行效率下降，导致废物处理不及时。反之，良好的镇痛则可能保护患者的消化功能。因此，避免一些可能影响消化道功能的药物，给予良好的止痛抗炎措施,则可能帮助避免相关并发症。

内分泌系统,就像城市的通信网络,将激素信号传送到全身。在麻醉期间,可能会有信号模式发生改变,这类似于城市的通信系统以不同的频率广播,这可能影响应激反应及代谢过程。其中,手术是对内分泌系统最大的刺激。因此,控制疼痛、紧张情绪和炎症,对于保护内分泌系统非常重要。

免疫系统,像城市的防御机制,也可能在麻醉状态下受到影响。但这方面的研究结论不尽一致,还有待未来的科学研究给我们一个清楚的答案。

(张细学、顾卫东)

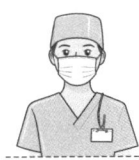

麻医有话

麻醉医生在整个手术过程中发挥着至关重要的作用,他们不仅让患者进入一种无痛的"睡眠"状态,管理患者的麻醉状态,还要确保患者在整个手术过程中的生理稳定,同时预防和处理可能出现的并发症,为患者提供一个安全、无痛的手术体验。通过与手术团队的紧密合作,麻醉医生为患者的健康和安全保驾护航。

麻醉的深深浅浅

"医生，麻醉药物给多了，我会不会醒不了啊？"

"医生，我怕痛，你可以多给我一些麻醉药吗？"

这是很多手术患者非常担心的两个问题。这两个问题也是麻醉医生所关心的，也就是麻醉深度问题。咦？难道麻醉还分个深浅？没错，麻醉有深浅之分，下面我们就来了解一下什么是麻醉深度。

什么是麻醉深度

正如前面章节所介绍，全身麻醉状态是指患者处于镇静、镇痛和肌肉松弛状态，而麻醉深度通常是指在该状态下患者达到适合手术的意识水平和对伤害性刺激的反应性程度，也就是镇静催眠（无意识）和镇痛（缓解疼痛）的程度。简单来讲，就是通过控制麻醉药物剂量，让患者处于安全且适合进行手术的状态。

为什么需要麻醉深度监测

合适的麻醉深度是确保手术顺利进行和患者安全的基本保障。在手术过程中的不同阶段，手术刺激的程度并不相同。比如，在切开皮肤时的伤害性刺激就比在腹腔内操作时强烈，那么就需要麻醉医生控制麻醉深度，使之与手术刺激相匹配。

如果麻醉过浅，可能导致术中知晓和严重的身心后遗症。全身麻醉时发生术中知晓的概率很低，但危害很大，包括疼痛、噩梦、手术后抑郁、焦虑、失眠及创伤后应激障碍。经历术中知晓的患者可能会遭受情感创伤和长期的不良心理后果。

相反，如果麻醉过深，虽然可以有效避免疼痛和术中知晓相关不良后果，但也可能导致苏醒时间延长和其他并发症，如心血管并发症（如低血压和心律不齐）、低血压引起的重要器官缺血缺氧性损伤（如脑缺氧、急性肾损伤等）。因此，麻醉深度监测很有必要。

如何实施麻醉深度监测

1. 麻醉医生的经验：让患者从清醒状态进入麻醉状态的过程，称为麻醉诱导。在这个过程中，麻醉医生常常会询问患者："你好，能听清我讲话吗？请睁开眼睛……"这时候，患者的回答往往是："我能……"话还没说完，患者就缓缓闭上眼睛，进入了麻醉的"梦乡"。你是不是也觉得麻醉医生在"口是心非"，明明要让患者"睡觉"，还非要其睁开眼睛。为什么呢？这其实就是临床上最常用的判断麻醉深度的方法。早期的麻醉医师并没有高科技的仪器加身，往往就是通过观察患者对语言指令的反应，以及患者的呼吸、心率、血压、肌肉张力、睫毛反射和眼动反射等身体变化，再结合医生的经验来判断麻醉的深度。

2. 麻醉深度监测仪：你可能会在影视作品中看到这样的场景：在手术室里，手术开始前，麻醉医生一边看着监测仪，一边数着："95……65……45，麻醉深度合适，可以手术！"而在手术结束后，麻醉医生看着监护仪上的数据，说道："BIS值75，患者快要醒啦。"

你是不是一头雾水，怎么一串串的数字和麻醉扯上关系了？没错，它们代表的就是麻醉深度。这些数字犹如一把刻度尺，在丈量着数字大小的同时，背后更隐藏着麻醉深度的秘密。这些数据是麻醉深度监护仪通过对脑电图进行采集、分析、计算而得出的能表示麻醉深度的数据。

从脑电图被发现到麻醉深度监测仪的发明，经历了一段漫长的历史。1857年英国科学家卡通，在兔脑和猴脑上记录到了脑电活动，后经科学家们的不断探索，终于在人的大脑上也记录到了脑电波，开启了人类脑电图的时代。脑电波是大脑神经元电活动的表现，可经专门的仪器采集分析并展示。目前研究发现，至少存在4种重要的波段，即δ（0.5—3赫兹）、θ（4—7赫兹）、α（8—13赫兹）、β（14—30赫兹）。研究发现，在不同状态时脑电活动呈现不同的特征，比如在清醒、安静且闭眼时α波节律最为明显，睁开眼睛后，α波即刻消失；而成年人在昏睡或麻醉状态下，δ波活动又比较明显。聪明的科学家根据前人的研究结果，将脑电图应用到麻醉深度监测中。

20世纪90年代，科学家们通过在人的头皮上放置电极采集大脑皮质脑电活动信息，再通过复杂的数学换算后，发明出直接以数字形式反映脑电活动的指标，并广泛应用于临床麻醉深度的监测。目前常用的就是脑电双频指数、熵、Narcotrend等，其中脑电双频指数就是前面提到的BIS，使用最为广泛，其数值范围是0～100。数值越大说明患者越清醒。通常85～100代表正常状态，65～85为镇静状态，40～65为麻醉状态，0～40为暴发抑制。

除了脑电双频指数，麻醉医生还可以使用听觉诱发电位监测麻醉深度。听觉是麻醉时最后消失的感觉，在苏醒时也最先恢复。因此，苏醒时，麻醉医生通常会通过声音刺激帮助患者苏醒。有趣的是，研究表明患者对于自己的名字更敏感，更容易从麻醉状态过渡到苏醒状态。当然,仅仅靠医生观察并不能很准确地预测患者的麻醉深度,也就不能更好地预测患者的苏醒时机。听觉诱发电位则是一种反映大脑对声音刺激反应的特殊脑电图,它可以用来监测麻醉深度。声音刺激经过听觉神经把信号传达到大脑听觉皮质,诱发电活动,呈现在仪器上。麻醉医生则根据听觉诱发电位相关数据指标更加直观地了解患者的麻醉深度。

未来展望

尽管脑电监测技术极大地提高了麻醉深度监测的直观性和精确性,但是研究发现上述方法依然受到患者年龄、麻醉药物种类、外界干扰等制约;科学家们开始尝试基于心电图和脉搏波,利用心率变异性的特征,应用人工智能预测麻醉深度。随着人工智能的快速发展,可以在短时间内处理大量的脑电数据,采用更加复杂算法的新型麻醉深度监测方法在不久的将来将更广泛地应用于临床。

(张细学、孙发发)

麻医有话

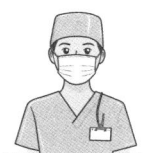

正是通过丰富的临床经验和先进的监测仪器,麻醉医生可以实时、准确、个体化地调整麻醉深度。这样,既可以避免麻醉过深导致的循环抑制和术后患者迟迟不能苏醒,增加药物浪费;又可以避免麻醉过浅导致术中知晓、生命体征不稳定等。患者也不用担心麻醉深度不够或者过度的问题了。

麻醉医生怎么"照顾"无意识的我

无意识的我为什么需要被"照顾"

正如前面文中所提到的那样,全身麻醉的整个过程就像一架飞机的飞行全程。无论是飞机的起飞、着陆,还是飞机在空中的巡航,都离不开有经验的机组团队之间密切的配合,才能保证飞机安全地完成每一次飞行任务。接受麻醉和手术的"我们",就像一架架不同型号和年代的"飞机"执行着不同的飞行任务。不同的"飞机"驾驶的难度不一样,所以麻醉的难度也完全不同。这些"飞机"在巡航过程中可能风平浪静,毫无波澜,也有可能遇到气流颠簸,甚至暴风骤雨,这些"气流"和"风暴"就是麻醉的风险和手术的创伤、应激所造成的各种打击。为了让所有"飞机"顺利地抵达目的地,麻醉医生团队就成了保驾护航的机组成员,抵御飞行中的各种突如其来的风暴。所以从手术开始前,麻醉医生就要对无意识的"我们"倍加照顾。

首先,让我们一起来了解一下,处于麻醉状态下的无意识的"我们"究竟在手术中会经历什么呢?

手术创伤和应激反应:不管是多大的手术,从切开皮肤的一刹那起,就会产生疼痛的刺激,对机体造成创伤。大脑会迅速对疼痛刺激作出反应,通过神经系统对身体"发号施令",使整个机体处于应激状态,心率和血压飙升,呼吸频率增快。适度的应激反应是一种保护机制,但过度反应却可能损害机体,就像一名从来没有进行过专业训练的人贸然参加马拉松比赛,很可能因为心力衰竭倒在半途。因此,疼痛和创伤是患者在手术中需要面对的最大的生理挑战。

手术出血：手术除了给患者带来创伤和疼痛以外，另一大风险就是出血。正常人体血管内流动的血液约占体重的8%。对于健康患者而言，手术失血量小于15%时，通常可以代偿，不会影响血压和心率。但是当失血量超过15%时，患者就会出现心率增快、血压下降，甚至是意识模糊，严重者危及生命。因此，手术出血无疑是患者所必须面对的又一"风暴"。

自身疾病的影响：随着医疗技术的进步，接受手术治疗的人群年龄跨度越来越大。我国人口老龄化程度不断加剧，据国家统计局数据显示，到2023年末，65岁以上人口已经占全国人口的15.4%。越来越多的老龄患者需要接受手术的治疗，他们常常伴有一些慢性疾病，比如高血压、冠心病、糖尿病、慢性阻塞性肺疾病等。在手术创伤的影响下，这些疾病可能会进一步加重，使患者较难承受手术创伤和失血。一些看似常规的"小手术"，对于合并严重疾病的患者而言，可能就是一记"重锤"。

麻醉医生是如何照顾无意识的我的

面对患者在手术中可能遭遇的种种"风险"和"挑战"，麻醉医生必须全方位地"呵护"失去知觉的患者。

建立静脉通路：麻醉开始前，麻醉医生会先建立患者的静脉通路，以输注各种液体和药物。首先，麻醉医生需要关注禁食禁饮引起的机体水分的丢失，从手术开始前就进行持续的补液治疗。另外，在手术期间，患者也没有办法进食，所以麻醉医生会通过继续为患者补充含有各种营养的"液体"，来应对身体的脱水和饥饿。如果遇到手术创伤比较大，出血比较多，人体红细胞携氧的能力就会受损，进一步影响心脑血管和其他器官的正常工作。当血液的丢失量超过人体能够承受的限度时，就需要经颈内静脉、股静脉等粗大静脉输注红细胞、血浆等血制品，或血液替代品，以维持机体稳定。

全方位监测生命体征：当全身麻醉诱导完成后，患者就会进入无意识的状态，这时的患者，不但意识消失，自己也不会呼吸。麻醉医生会完成气管插管，连接麻醉机与气管导管，帮助患者进行规律而稳定的人工呼吸。这样的人工呼吸可以简单地输送氧气，还可以输送气体麻醉药，保证稳定的麻醉作用。麻醉机显示屏上的各项参数，可帮助医生及时发现患者的呼吸问题，据此调整麻醉。

当全身麻醉进入维持期时，外科手术就会井然有序地进行。就像飞机在飞行过程中，机组成员会通过仪表盘显示的各种数据进行相应的操控，麻醉医生也是在手术中通过麻醉机和监护仪上各种生命体征的实时反馈来管理手术中的患者。麻醉机和监护仪就像麻醉医生的"眼睛"和"耳朵"，可以用来观察患者的心率、血压、心功能、氧饱和度（反映人体是否存在缺氧的生命指数）等，一旦有"风吹草动"，麻醉医生可以及时处理。

灵活应用各类麻醉药物：除了吸入麻醉药物，麻醉医生还有另一大类"武器"，那就是各种静脉麻醉药物，包括镇静、镇痛、催眠及肌松药物。这些药物通过静脉推注的方式输注到患者的体内，在手术中维持适当的麻醉深度。如果患者出现血压过低、心率过缓等情况，麻醉医生则会使用血管活性药，调节波动的生命体征，帮助患者平稳度过手术期。

意识"失而复得"

苏醒观察实时保驾护航：当手术快要结束时，麻醉医生会及时减少麻醉药物的输注、关闭吸入麻醉药物，让患者尽快从麻醉状态中苏醒过来。但是，飞机在着陆时充满着各种不确定性，麻醉医生作为患者的机组成员，在飞机没有安全降落的那一刻是绝对不会离开患者的。苏醒室里，麻醉医生会继续通过监护仪观察患者的恢复情况，随着麻醉药物的不断代谢，患者会从无意识的状态中慢慢苏醒，呼吸会慢慢恢复，肌肉的力量也会不断增加，这个过程可能会伴随各种不适和疼痛，麻醉医生会给患者使用镇痛药物缓解患者的疼痛。不仅如此，麻醉医生还会持续给患者吸氧，甚至会用呼吸机帮助患者呼吸。当患者渐渐开始听到"滴滴滴"的监护仪声时，当患者听到麻醉医生亲切的呼唤时，当患者能用力握紧麻醉医生的手时，手术旅程就已经宣告结束，"飞机"已经安全着陆啦！

（陈洁）

麻医有话

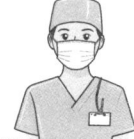

麻醉医生是患者手术旅途中的"领航员"，全程守护在手术患者的身边，用高超的驾驶技术和精湛的专业素养，确保患者安全度过手术这一特殊的"飞行"过程。通过对患者生命体征的全方位监护，对麻醉药物的精准使用，以及对可能出现的风险的未雨绸缪，麻醉医生用心呵护着每一位失去知觉的患者，让患者在麻醉中得到最周全的照顾。麻醉医生的付出，患者虽在昏睡中无法知晓，但正是有了这些默默无闻的守护，患者才能安然入梦，又平安醒来，重获健康人生。

全身麻醉后会做梦吗

梦是什么

梦,常常代表着梦想、梦幻、美妙和希望,常在一些著名的文学艺术作品中出现。梦可以给诗人以跨越时空的自由。"我欲因之梦吴越,一夜飞度镜湖月",诗仙李白凭借丰富的想象力在《梦游天姥吟留别》中描绘出神奇瑰丽、梦幻缥缈的奇景。我们每个人都会做梦,有高兴的梦,也不乏悲伤的梦和光怪陆离的梦。梦是正常的生理现象。

中国是最早对梦进行"研究"的国家之一。春秋时期,我国就有一本关于梦的专著——《周公解梦》,专门根据人的梦来占卜吉凶。在此之后两千多年,奥地利著名心理学家弗洛伊德从科学角度系统地阐述了梦。正如他的著名代表作《梦的解析》中所提到的,人在清醒状态下可以在一定程度上压抑潜意识,包括个人的欲望。但是,进入睡眠状态时,潜意识中的各种愿望得以通过梦的形式表达出来。简单而言,梦就是人潜意识欲望的满足。

睡眠与做梦

尽管有众多的研究,梦产生的确切机制至今仍没有完全阐明。目前,心理科学家认为做梦主要在睡眠中产生。睡眠是一种自然的无意识状态。人在睡眠时,脑细胞也随之放松和休息。然而,入睡之后,如果一小部分脑细胞没有完全休息,仍在处于活动状态或仅仅微弱的刺激就会引起它们活动,就会引发做梦。举个简单的例子,你临睡前脑海中一直想着白天一件令你特别兴奋的事，入眠后大脑其他的脑细胞都休息了，而这一部分脑细胞还在兴奋，你就会做一个内容相似的梦，正所谓"日有所思，夜有所梦"。

睡眠与全身麻醉的比较

睡眠与全身麻醉虽然都是人体处于一种无意识状态，但两者在生理机制上有着本质的区别。睡眠是自然的生理过程，而全身麻醉则是通过药物干预实现的。尽管如此，大脑在全身麻醉状态下并非完全处于静止状态。近年来的研究发现，即使在全身麻醉期间，大脑的某些区域仍然保持活跃。

全身麻醉后会做梦吗

既然在全身麻醉状态下大脑并非完全静止，那么全身麻醉状态下的患者会做梦吗？一直以来，麻醉医师普遍认为全身麻醉期间患者不会做梦，并且把全身麻醉时的做梦与麻醉过浅导致的术中知晓相混淆。术中知晓是指在全身麻醉期间，患者意外地恢复了意识，能够感知周围环境和手术过程，但无法移动或表达自己的状态。这种情况比较罕见，但对患者来说可能是极其恐怖和痛苦的体验，因为患者无法控制自身但能清楚地感知疼痛、手术操作和对话。

术中知晓常导致创伤后应激综合征。后来，麻醉医师慢慢发现，有些患者回忆的梦的内容与手术场景并无关系，这显然与术中知晓不同。因为在大多数情况下，术中知晓可以通过麻醉深度监测避免。

麻醉医师发现，有一部分患者会在有麻醉深度监测的全身麻醉期间做梦。因此，全身麻醉后的确会做梦，这一点与自然睡眠期间做梦及术中知晓都是不同的。

据报道，成年人在全身麻醉期做梦的比例为 10% ～ 40%，在年轻、文化程度高、平时经常做梦，以及女性患者中比例更高。年轻、相对多愁善感的女性可能更容易记住自己的梦。儿童在麻醉期间做梦的概率为 10% ～ 20%，在较小年龄且有认知能力的儿童中更为常见。

另外，在手术时间短、麻醉苏醒快的患者中更容易做梦，如无痛胃肠镜、无痛人流等，这可能与术中麻醉深度相对较浅有关。相反，在复杂大手术中，由于麻醉深度较深，极少产生术后能回忆的做梦。

全身麻醉后做梦与麻醉药有关吗

答案是肯定的。全身麻醉药的使用与麻醉后做梦之间存在着密切的关系。目前认为，常用的全身麻醉药与麻醉后做梦是有一些关联的。其中麻醉医生较常用的氯胺酮和丙泊酚就与麻醉后做梦密切相关。这两种药物都有让患者不知不觉"睡着"的神奇作用。通常丙泊酚麻醉后的做梦则以愉快的"美梦"居多。氯胺酮麻醉后的做梦具有高度生动、奇异和幻觉的特点，还有一部分氯胺酮麻醉患者醒后描述曾经历可怕的噩梦！此外，全身麻醉镇静药——苯二氮卓类（咪达唑仑等）有顺行性遗忘的作用，也就是患者会忘记药物起效时间内发生的事情，那么即便手术过程中做梦，手术后自然也不能回忆起。

全身麻醉后做梦对身体有害吗

现有研究证据表明,全身麻醉后做梦本身并不直接导致健康问题。全身麻醉后做梦是与患者的健康状况、手术满意度或术后焦虑等因素没有直接关联。有意思的是,最近人们发现麻醉期间做梦似乎能治疗某些精神疾病。2023年美国斯坦福大学医学院在《美国精神病学杂志》上发表了一篇很有意思的文章。有两名创伤后应激障碍女性患者,她们的症状在手术麻醉引起的做梦后得到缓解直至消失。同时,抑郁和焦虑的情况也有所改善。她们睡得更好了,从此不再被噩梦所困扰。就好像做梦的经历让她们都摆脱了创伤的束缚。"这个梦带来的欣快感不知何故让我的大脑摆脱了这些创伤的心理影响。"其中一位患者高兴地说。麻醉诱发的做梦在帮助人们处理创伤方面显示出希望。但是这类研究数量较少,其结果的可靠性还需要进一步确认。

总之,麻醉后会做梦,而且比例还不少!对此你丝毫不用担心,在你做梦的时候有位麻醉医生在为你保驾护航。想想"美梦醒来手术就做好了"是一件多么幸福的事。

(孙宇)

神秘的"还魂术"

全身麻醉后的清醒要靠"喊"吗

全身麻醉后清醒和睡眠后清醒一样吗

很多人都曾有过这样的经历——当早晨的阳光透过窗帘缝隙,轻轻洒在房间一角,正沉浸在温暖被窝之中的你,朦朦胧胧地听见父母的轻声呼唤或者"叮铃铃"的闹钟声,迷迷糊糊地醒过来了。那些不愿意起床的"小懒虫",还会又一次睡过去。

很多人认为,全身麻醉就是睡一觉,手术结束,麻醉医生喊一声,患者就醒来了。麻醉苏醒与睡觉起床一样吗?人是怎样从麻醉状态中苏醒的?麻醉后清醒要靠"喊"吗?接下来,我们就来聊一聊这个话题。

清醒—麻醉—清醒,这是一个轮回

回答这些问题,还得从基本概念讲起。首先,什么是全身麻醉？教科书中是这样定义全身麻醉的：麻醉药经呼吸道吸入或经静脉、肌肉注射进入体内，产生中枢神经系统的抑制，临床表现为意识丧失，全身的痛觉丧失、遗忘、反射抑制和一定程度的肌肉松弛，这种方法称为全身麻醉（简称全麻）。从这个定义中我们可以清楚地知道，全身麻醉是由药物引起的一种特殊的"睡眠"状态。从全身麻醉中苏醒，则需要停用麻醉药物且等待药物作用消失，患者才会从麻醉状态中逐渐恢复到麻醉前状态，这是一个需要时间的过程。不难看出，麻醉是一个可逆过程。使用麻醉药物达到并维持全麻状态，停用药物后，则逐渐从麻醉状态恢复到麻醉前清醒状态。

全身麻醉并不是一个简单的过程，分为麻醉诱导、麻醉维持和麻醉苏醒三个阶段。

患者接受全麻药物后，由清醒状态转换到意识消失的全麻状态的这一阶段称为全麻诱导期。大多数患者对于全身麻醉的记忆都集中在这一阶段，包括医生打针、注射药物及面罩扣在脸上等零星的片段。

接下来就是全麻维持阶段，这一阶段患者一般不会有明显的记忆。很多患者醒来会惊讶地说道："啊！手术已经做好啦？我怎么一点也不记得？这么快吗？"事实上，此时有可能距麻醉开始已经过去了好几个小时。

全麻苏醒阶段，是从停止全身麻醉药到患者意识完全恢复的时段，这个过程需要一定的时间。通常情况下，麻醉清醒是一个自然的过程，随着麻醉药的作用消失而逐渐清醒。

麻醉药物是如何消失的

麻醉药物和其他药物一样，经不同途径进入人体后，会随着血液循环作用于特定的部位发挥作用。这些麻醉药物在发挥作用的同时，会被血液和肝脏中专门的酶代谢分解，产生无活性或活性很低的终产物，然后经肾脏排泄，血液中的麻醉药浓度会逐渐下降。因此，在麻醉维持阶段就需要不断地补充才能维持足够的麻醉深度，而在苏醒阶段，麻醉药物停止补充后，随着代谢和排泄的作用，人体内的药物浓度越来越低，对大脑等效应器官的抑制作用就逐渐减弱，直至作用消失，患者会自然地从麻醉状态中苏醒过来。

怎样才算真的麻醉后清醒

通常所说的睡眠后清醒，不仅包括意识的清醒（知道在哪里、几点了，正在做什么等），还包括能自主支配自己的身体。类似的，麻醉苏醒也包括意识和其他生理功能的恢复。

肌张力恢复：肌肉逐渐从肌肉松弛（无力）状态恢复到可以控制自己身体的水平。临床上常用的方法是，测试患者是否可以按指令做用力握手、持续抬头等动作。更专业的做法是使用肌松监测仪监测肌松恢复情况，更加准确可靠。

呼吸功能恢复：自主呼吸能力恢复，呼吸平稳，不用辅助就能满足身体需求。

保护性反射恢复：例如咳嗽反射，是指患者在麻醉后能够自主地通过咳嗽将口腔内的分泌物排出，防止其误吸到气管内，这是麻醉苏醒过程中的一个重要指标。

并非坦途的苏醒之路

当然,全麻苏醒并非总是一帆风顺。影响麻醉苏醒的因素有很多,需要综合密切观察、综合考虑、及时治疗,才能确保患者安全平稳地苏醒。医护人员在苏醒阶段会密切监测患者的生理指标,包括心率、血压、呼吸、脉搏氧饱和度等,确保这些生命体征稳定。此外,还会监测患者的肌张力和意识状态,使用先进的设备如麻醉深度监测仪、肌松监测仪等来评估患者的恢复情况。在苏醒的初期,也会给予呼吸支持,血压心率异常时使用药物等干预,维持生命体征的平稳。

全麻苏醒过程中的挑战

全身麻醉苏醒过程中会面临一些挑战,常见的有以下这些。

(1)**患者个体差异**:这些个体差异包括年龄、体重、基础疾病等因素,都会影响苏醒的过程。不同年龄患者的身体状况、对麻醉药物的反应都不尽相同,这使得他们在麻醉后的恢复速度也有所差异。例如,身体强壮的年轻人和有重要器官功能障碍的老年人从麻醉中苏醒的时间就很可能会不一样。通常,器官发育不成熟的婴幼儿及器官功能下降的老年患者,由于药物代谢与成人不同,苏醒的时间可能存在差异。肥胖可能会影响药物的代谢和分布,但苏醒时间的长短也受到药物种类、剂量、手术类型等多种因素的影响。因此,肥胖患者可能需要更长的时间来完全苏醒,但这需要结合具体情况进行评估。

(2)**麻醉药物种类**:不同的麻醉药物在人体内的代谢速度不同,

有的药物会在体内残留较长时间,从而延缓苏醒。不同的麻醉药物在人体内的代谢速度不同,这直接影响患者从麻醉中苏醒的时间。常见的全身麻醉药物包括吸入麻醉药和静脉麻醉药。

吸入麻醉药通过呼吸道进入体内,主要通过肺部排出,而静脉麻醉药则通过肝脏代谢并经肾脏排泄。

吸入麻醉药:这些药物通常具有较快的起效和恢复时间,但其代谢速度和排出效率会受到患者肺功能的影响。例如,七氟醚、地氟醚通常能较快地被排出体外,从而使患者迅速苏醒。

静脉麻醉药:这些药物通过血液循环迅速作用于中枢神经系统,但其代谢和排泄主要依赖肝脏和肾脏功能。例如,丙泊酚具有快速起效和短效的特点,但在肝功能不全的患者中,其代谢速度可能会减慢,延长苏醒时间。

(3)麻醉药物剂量:麻醉药物的剂量也会显著影响苏醒时间。较高剂量的麻醉药物可能需要更长的时间才能完全代谢和排出体外,从而延缓苏醒。此外,手术的复杂程度和持续时间也会影响麻醉药物的使用量和苏醒时间。复杂且长时间的手术通常需要更高剂量和更长时间的麻醉维持,从而延长苏醒时间。

(4)合并疾病:患者的合并疾病也会影响麻醉苏醒的过程。如严重的心血管疾病导致患者心衰,则可能影响血液循环,从而影响麻醉药物的分布和代谢。呼吸系统疾病,比如严重的慢性阻塞性肺疾病可能影响吸入麻醉药的排出速度,延缓苏醒。肝肾功能不全可能影响药物代谢和排泄,从而影响苏醒速度和质量。

(5)手术因素:除了前文提及的手术时间,手术创伤的严重程度、出血量等都会影响苏醒时间和苏醒质量。创伤较大的手术可能由于更严重的炎症反应、更剧烈的疼痛和更广泛的应激反应导致患者术后恢复较慢,影响苏醒质量。大量手术出血可能因为血容量不足、白蛋白丢失等影响麻醉药物的分布和代谢,从而延缓苏醒。特殊类型的手术,比如脑部手术,如果手术部位或范围影响患者的意识恢复,可能会导致苏醒过程延迟或复杂化。

(6)**并发症及治疗**:术中和术后的并发症,如低氧血症、体温异常、电解质紊乱或酸碱平衡失调等,都可能影响机体的生理功能,从而影响患者苏醒。例如,低氧血症可能导致患者苏醒过程中意识恢复延迟,而体温过低可能影响药物的代谢速率。麻醉医生会根据具体情况分析原因、及时治疗,以减少对患者苏醒的影响。

总之,麻醉后的清醒不用靠"喊",需要遵循科学规律和患者的客观病情,由医护人员进行专业的处理。我们相信,有医护人员的精心守护,患者能够安全、顺利地苏醒,重启健康、美好生活!

(蒋珏)

为什么有人术后会"胡言乱语"

手术结束后,患者逐渐从麻醉中醒来,回到病房,家属有时会发现一个令人困扰的问题——患者明明能睁眼、能说话,却难以正常交流,有些"胡言乱语、不可理喻"。这种状况,如果排除脑部疾患,那大概率就是发生了术后谵妄。术后谵妄是一种神经精神行为综合征,表现为意识水平改变、注意力不集中和睡眠-觉醒周期紊乱。2018年，由多学科专家组成的"围术期认知命名工作组"将术后1周内或出院前出现的谵妄急性事件定义为术后谵妄。老年患者术后谵妄的发生率高达20%～45%，可导致住院时间延长、术后功能及认知能力下降、死亡率升高，增加医疗资源消耗。谵妄的进展和时间进程有较大差异，最新的研究显示，术后谵妄作为术后的继发并发症，与内科患者的谵妄相比，其持续时间和住院时间更长。谵妄患者出院时的谵妄恢复率随时间的推移会下降，内科病房谵妄患者出院时的谵妄恢复率低于外科病房患者。

术后谵妄的发病机制是什么

导致术后谵妄的原因广泛而复杂，主要可以从脑功能退行性改变、神经炎症反应、神经递质紊乱等病理生理路径来解释其发生。

1. 脑功能退行性改变：随着年龄增长，脑功能发生退化，大脑里面的网络连接因为老化和神经退化也被损害了，其中的零部件如胆碱能和去甲肾上腺素能神经也跟着老化了，它们不再那么灵活，在面对创伤时战斗功能下降，对后续的炎症刺激产生过度且适得其反的加剧炎症的反应。衰老和神经退行性变还会引起大脑的血管的改变，使大脑更容易受到缺氧、能量缺乏及循环炎症分子的影响。此外，血脑屏障功能受损可能会导致围术期药物更容易渗透进来，对大脑功能产生有害的影响。可见大脑本身脑功能的退化，加之外科手术创伤的双重作用，是术后谵妄发生的重要原因。

2. 炎症反应：有研究表明，术后谵妄的发生与炎症反应密切相关。一方面，手术创伤会引起全身循环中促进炎症反应的一些类似催化剂作用的细胞因子水平升高，这些促炎细胞因子可以直接激活胶质细胞；另一方面，骨髓来源性单核细胞（BMDMs）通过高迁移率族蛋白B1（HMGB1）被激活，导致促炎细胞因子IL-1、IL-6和TNF-α的释放。全身炎症可以引起外周免疫反应，并且与大脑相互作用，增强了中枢神经系统的炎症反应，这些神经系统的如瀑布般的炎症级联反应会导致突触功能障碍和神经元（主要神经细胞类型）凋亡，最终损害大脑的认知功能。

3. 神经递质紊乱：多种神经递质及其相互作用与术后谵妄的发展有关，包括乙酰胆碱、γ-氨基丁酸（GABA）、去甲肾上腺素、5-羟色胺和多巴胺等。围术期各种神经递质分泌紊乱，造成脑内唤醒系统和认知网络失调，进一步导致了术后谵妄的发生。

4. 其他：睡眠-觉醒周期被破坏导致神经内分泌功能失调，手术应激使神经元代谢脆弱且易发生氧化应激，神经元活性失调，肠道微生物群通过肠道微生物-肠-脑轴调节中枢神经功能和行为，诱导促炎细胞因子的释放，是目前术后谵妄机制研究的热点。

术后谵妄的危险因素有哪些

了解诱发术后谵妄的因素可以让我们有效和麻醉医师沟通，能给麻醉医师提供有效的预测因素信息，有利于麻醉医师制定合适的麻醉方案。即使在应激创伤的情况下，患者易感性越低对谵妄的抵抗力也越强。相反，即使在损伤小的情况下，患者易感性越高越容易发生谵妄。欧洲麻醉学学会对术前、术中和术后谵妄的危险因素进行了介绍，如下表所示。

术后谵妄的危险因素	
术前因素	高龄 并发症（如脑血管疾病、心血管疾病、周围血管疾病、糖尿病、贫血、帕金森病、抑郁症、慢性疼痛、焦虑症等） 术前禁食和脱水 应用低钠血症或高钠血症的药物 应用抗胆碱能药物
术中因素	手术部位（腹部和心胸） 术中出血
术后因素	疼痛

术后谵妄应该如何预防

虽然谵妄很可怕，但是可以通过实施多学科谵妄管理计划，降低术后谵妄的发生率和严重程度，缩短谵妄的持续时间，降低死亡率。

药物干预：非甾体类抗炎药、右美托咪定、氟哌啶醇、糖皮质激素、胰岛素等药物可以用来预防术后谵妄。另外有明确证据显示，术前停用或替换高胆碱能负荷的药物，如三环类抗抑郁药物、异丙嗪、苯海拉明、苯二氮卓类药物及其他抗胆碱能药物，可避免术后胆碱能不足导致的术后谵妄。但对术后谵妄进行药物预防，目前仍缺乏足够证据支持。

疼痛控制不足与术后谵妄的发生相关，采用多模式镇痛，减少阿片类药物的使用可以降低术后谵妄的发生率。非甾体类抗炎药具有抗炎、抗风湿、镇痛、退热和抗凝血等作用，在减少阿片类药物使用的同时可以抑制炎症因子的合成、减轻炎症反应、改善神经功能，从而有效降低术后谵妄的发生。此外，联合周围神经阻滞或椎管内镇痛等方式，也可以改善术后镇痛，减轻术后谵妄的发生。

非药物干预： 加强护理宣教和人文关怀，改善患者的周围环境，确保环境安全、舒适和安静；积极进行术前宣教减少与谵妄有关的恐惧和焦虑；加强交流。尽量减少固定设备、助听器、视觉辅助设备及保证正常睡眠-觉醒周期的环境，提供充足的营养对术后谵妄的预防有益处。除了工作人员提供的护理外，家人或亲密朋友的陪伴是极其重要的，他们可以帮助患者调整心态，减少焦虑和不安。

术后谵妄是老年外科手术患者及家属的痛苦综合征，随着老年外科手术人数的增长，术后谵妄的社会后果可能会升级。更好地了解术后谵妄，贯穿整个围术期对其进行识别、预防、评估和管理。通过以团队为基础的多种模式和方法实施系统干预，力争降低术后谵妄的发生率、缩短持续时间、减少不良后果。

（殷文渊）

就怕醒过来，就怕醒不过来

患者一旦身处手术室这样的特殊环境中，常常感到焦虑和恐惧。尤其麻醉对于大部分人来说带有几分神秘色彩，患者一方面担心"药用少了，麻醉效果不好，自己麻不倒"，另一方面则担忧"药用多了，自己麻醉后醒不过来"，担心无法承受麻醉风险，害怕发生麻醉意外。

就怕醒过来——术中知晓

电影《夺命手术》中的主人公克莱顿，在注射麻醉剂后竟然在手术中苏醒过来，遭遇了罕见的麻醉觉醒状态。手术开始后，医生的手术刀划开他的皮肤，他忍受撕心裂肺的疼痛，却无法动一下。手术中他意识清醒，身体却无法动弹，只能感受着难以忍受的手术剧痛。虽然他拼命呐喊，但无论多么撕心裂肺地求救，都只有克莱顿自己才能听到恐惧的尖叫声。在医学概念里，这种现象我们称为"术中知晓"，或者"麻醉觉醒"。被定义为全身麻醉下的患者在手术过程中出现了有意识的状态，并且在术后可以回忆起术中发生的与手术相关联的事件。

全身麻醉如今被广泛应用。全身麻醉的目标就是剥夺意识，借助药物让人进入一种无反应的昏厥状态，或者引发一种受控的无意识状态，比睡眠时的无意识程度还要深，而且更加脱离现实，其间的任何经历都不应留下记忆。但是，长久以来，麻醉意外觉醒都被笼罩在一层迷雾中。有证据表明，在接受手术的人群中有5%的病患在手术台上是有知觉的——这个数字可能还更高。研究人员正在竭尽全力研究麻醉使人失去知觉的本质,以及麻醉药物失效的原因,通过这些研究,学者们希望未来可以降低麻醉意外觉醒的风险。

目前,术中知晓的发生机制尚不清楚,可能是大脑皮质组织内麻醉药物浓度在维持有效麻醉深度时出现持续性或阶段性不足,未能使高级中枢神经系统在手术全过程中持续抑制,达到意识消失的状态。术中知晓的影响因素多种多样,涉及患者、手术和麻醉方面,主要有以下三类因素。

1. 患者因素:有遗传或获得性麻醉药耐受,比如大量饮酒、长期服用或滥用药物,或者遗传性受体易感性改变的人群。

2. 手术因素:接受心脏手术、剖宫产术或创伤手术的患者发生术中知晓的概率更大,可能由于血流动力不稳定,导致麻醉用药量相对不足。

3. 麻醉因素:麻醉医师缺乏经验或麻醉管理不恰当等。

近些年关于术中知晓的预防和早期诊断受到越来越多的关注。虽然不能保证完全避免术中知晓的发生,但麻醉医师会充分做好术前评估、术中管理及监测,以及术后访视工作,可以有效地预防术中知晓的发生。

就怕醒不过来——苏醒延迟

另一种情况是患者担忧麻醉后醒不过来。麻醉前,患者常常会问道:"我睡着了,还能醒来吗?"睡着了还能醒来吗?这个问题一般人压根儿不用考虑,可为什么被麻醉的时候反而担心呢?这里有另一种麻醉后的觉醒情况,我们称之为"苏醒延迟"。苏醒延迟通常是指患者在手术结束和全身麻醉药物使用结束后,未能及时恢复意识或正常苏醒的状态,这可能导致患者脱机困难,增加术后风险。最新的定义是,在全身麻醉停止给药后 90 分钟,患者仍然意识不清,即指令动作、定向能力和术前记忆未恢复。

首先,让我们来大概了解一下什么在控制我们的睡眠系统。在我们大脑第三脑室顶部,有一个形似松果形状的核团,名为"松果体",它可以分泌褪黑素并感知昼夜变化,形成或者影响机体的"生物节律",调控我们既不会一觉不醒,也不会整夜失眠。麻醉医生通过使用全身麻醉药物来操控人体大脑里的"松果体",让中枢神经系统暂时性被抑制,使患者神志消失、全身痛觉消失、记忆短暂消失、神经反射抑制和骨骼肌松弛。这个过程像睡觉一样,让患者不会感知外界的变化,在不知不觉中完成手术。麻醉医生精细搭配各种药物配伍和技术操作,维持患者最佳的内环境。麻醉药与其他药物一样,进入人体后通过分解代谢被清除到体外,保证患者在手术结束后能及时醒来。

导致全麻后出现苏醒延迟的因素众多,如麻醉药使用过量或不合理、全麻期间没有有效的呼吸管理、患者水电解质平衡失调和血糖控制不佳、患者自身存在中枢神经系统损伤或功能障碍,以及术中发生严重的并发症(大量出血、严重心律失常、急性心肌梗死等)和术中长时间低血压及低体温等。

那么,如何预防苏醒延迟呢?首先,考虑麻醉药的作用。根据患者情况、手术时间及所用麻醉药种类,较易识别苏醒延迟是否为麻醉药因素,应针对可能原因,逐一进行处理。必要时使用药物拮抗麻醉性镇痛药、镇静药和肌松药的效应。其次，根据监测情况分析患者呼吸抑制原因，如改善缺氧、排出蓄积的二氧化碳、纠正电解质紊乱等。另外，纠正其他影响苏醒的因素：对因脑水肿、颅内高压致呼吸功能不全的患者，应给予甘露醇或呋塞米行脱水治疗；对怀疑是高渗综合征患者，积极纠正脱水，避免血糖骤降；对低体温患者应做好保温工作，使体温不低于 34℃等。

　　随着科技医疗的进步，麻醉方法、监测手段和药物使用已经变得更加智能、更加稳定和更加精确。现在的麻醉医师只需要熟练运用这些麻醉设备和计算机系统，便可以提供更可控、更安全、更有效的药物输注方法，麻醉深度可控性好，能够预测患者的苏醒和恢复时间。并且利用数字化监测技术，麻醉医师可以及时判断麻醉深度，指导用药。麻醉安全的保障也越来越强大，使麻醉医师成为手术室真正的"生命守护神"。

（詹琼慧、於章杰）

麻醉前后，你还想知道这些

全身麻醉会让人变笨吗

全身麻醉是通过使用特殊药物让患者进入类似睡眠的状态的过程，这在许多医疗操作中是必不可少的，包括大部分手术和某些医学检查。很多人在与医生沟通时会担心麻醉的不良反应。家长会担心："全身麻醉会不会让我们的孩子变笨？"还有一些成年患者会分享自己的经历，说"做了全身麻醉后记忆力变差了，反应变慢了"。在一些门诊操作中，比如胃镜检查，我们经常看到一些人即使疼得厉害也不愿意接受麻醉。有些人甚至认为麻醉药不安全，这让人感到有些无奈。

当然，我们也可以在各种媒体上看到专家们一再解释，努力辟谣，告诉大家这些担忧是没有必要的。真实情况是怎样的呢？

从科学的角度来看回答应是：大多数人不会因为麻醉而变笨。

如何定义"笨"呢？

实际上，对于很多人来说，担心变笨有不同的内涵，比如：家长主要担心的是孩子的智力、学习能力和注意力会下降；术后患者可能会感到记忆力明显下降，可能表现为思维迟缓，难以完成日常活动；家属可能会注意到患者情绪上的变化，比如无缘无故的悲伤、焦虑或愤怒，也可能会失去对以前喜欢的事物的兴趣。

这些与大脑思考、记忆、学习和理解等高级功能相关的能力，我们称为"认知能力"。术后出现认知能力下降的情况，在医学上被称为"术后认知功能障碍"。认知能力涵盖的范围很广，不能简单地用"笨不笨"来概括。同样，只有准确的类型识别认知障碍，才能进行有针对性的预防和干预。

如何客观评估"变笨"的情况

管理学大师德鲁克曾说过："如果你无法度量它，你就无法改进它。"也就是说，如果我们不用客观的方法来评估患者的认知状态，医生就很难判断问题的严重程度。人们往往倾向于寻找支持自己观点的证据，忽视与之相反的信息。这种偏见被称为"确认偏见"。

确认偏见可能会阻碍人们客观地评估信息，并可能导致错误的结论。因此，患者的确认偏见可能表现为过分依赖自己的主观感受认为自己一定变笨了，或者将术后较长时间出现的生理性衰退归咎于麻醉问题。同样，医生的确认偏见可能表现为在科普时强调对自己有利的证据，而忽视对不利证据的合理解释。

评估方法包括：①进行一些与认知能力相关的问卷调查和测试。

②患者及其家属应回顾和报告患者日常行为的细节。③在手术前后进行多次测试，以便进行前后对比。

手术麻醉过程可能导致认知功能下降

手术本身对大脑会有影响。大型外科手术和长时间手术可能会引起全身性炎症反应，比如心脏手术、血管手术、骨科手术等。这种炎症反应会通过体液和神经途径传导到大脑，导致大脑发生炎症，进而损伤神经细胞和突触等大脑的精细结构。结果就是认知能力会有所下降，也就是我们常说的变"笨"。

同样，手术带来的压力和应激、抗生素、泻药和手术直接对正常肠道功能的破坏都可能是患者变"笨"的元凶。另外，一些麻醉药物也可能影响大脑功能。比如，一些安眠药、抗焦虑药物及能够抑制人体分泌物过度产生的药物都有这种可能。针对危险性较高的患者，我们已经开始重视这个潜在的风险，尽量减少或者避免使用这类药物。绝大部分的麻醉药物、麻醉技术与患者认知功能障碍关系不大。

大部分手术是以挽救患者生命或者极大改善生活质量为前提的，最重要的是手术的成功率、风险，以及是否会出现并发症。在这种情况下，我们可能就不会过分担心全麻手术是否会影响患者的认知能力了。

哪些人容易术后"变笨"

虽然术后"变笨"与麻醉和手术有关，但更容易受到患者自身情况的影响，包括但不限于以下几类。

（1）年龄偏小（3岁以内）或者年龄偏大的人。

（2）教育程度较低的人。

（3）存在睡眠障碍的人。

（4）有过精神、神经、脑血管疾病史的人。

需要强调的是，并不是说这些人一定会在术后"变笨"，只是发生的可能性较大。患者及家属需要做好心理建设。

麻醉医生的关键作用

为了避免患者出现认知功能障碍，麻醉医生在手术中的管理至关重要。他们所作出的努力包括以下几方面。

1. 血压、麻醉深度和脑部供氧监测：确保血压不过低，并且控制麻醉的深度和时间。

2. 抑制应激反应：保持患者血糖水平和体温稳定，有效控制手术过程中机体对创伤的过度反应。

3. 快通道麻醉策略：尽可能使用短效可控的药物，缩短麻醉持续时间，减少对患者机体的影响。

4. 有效术后疼痛管理：采取多种镇痛模式措施，提高患者舒适性，降低术后认知功能障碍的发生率。

如何治疗术后认知功能障碍

尽管目前无法立即逆转术后认知问题，但可以通过以下方法更好地保护大脑健康，减少术后认知功能障碍产生的危害。

（1）多运动，促进血液循环，提高大脑供血。

（2）积极社交，保持大脑活跃，预防认知功能下降。

（3）多用脑，进行思维训练，如阅读、学习新知识、解决问题等。

（4）控制血压稳定，预防大脑损伤。

（5）遵循健康饮食习惯，摄入足够的水果、蔬菜、全谷物和健康脂肪。

（6）及时治疗慢性疾病，预防并发症对大脑的影响。

（7）限制酒精摄入，戒烟，有助于保护大脑功能。

（於章杰）

麻医有话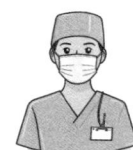

全身麻醉并不会让人变得更加笨拙。虽然术后认知功能障碍是一个值得关注的问题，但通过合理的控制和预防，我们可以有效地减少其发生率。对于患者及其家属来说，提前了解和采取相应的应对措施也是非常重要的。在未来的临床工作中，我们需要进一步加强对术后认知功能障碍的研究和预防工作，为患者提供更加安全可靠的医疗服务。

"酒量好、麻不倒",这是真的吗?

临床工作中,常常遇见患者说:"医生,我可是千杯不倒,白酒一斤二斤随便喝,我这种人会不会麻不倒啊?"面对这样的酒坛"豪杰",麻醉医生会自信地说:"完全不用担心麻不倒的问题,不过关于饮酒与麻醉的关系,我们确实有不少可以聊的。"

喝酒带来的危害

酒文化源远流长,但酒精的危害不容忽视。随着酒消费量的增加,在享受酒精带来的愉悦感的同时,酒精的危害不容小觑。短期或长期大量饮酒会对我们人体产生急慢性毒性反应。世界卫生组织(WHO)2018年的估计显示,饮酒每年导致全球约300万例死亡,占20~40岁人群总死亡率的近14%。

当血液酒精浓度达到25毫克/分升时,意识和肢体的运动功能就会受损;大于100毫克/分升时,平衡和运动功能出现紊乱;大于500毫克/分升时,可能导致呼吸抑制甚至死亡。所以,饮酒要适量。

此外,长期大量饮酒会导致心、脑、肝脏等重要脏器的病变,增加围手术期的并发症风险,如出血、感染、心血管系统等问题,特别是老年患者更容易发生全麻术后认知功能障碍。

酒精在体内的代谢过程

约10%的酒精通过呼吸、汗液和尿液排出体外,90%以上会在体内进行循环。肝脏是主要的代谢场所,其次是胃和大脑。

酒精经口腔进入胃部，约 20% 被胃吸收。这个过程有时会让你感到恶心、呕吐，甚至胃部灼烧和疼痛。剩下的酒精继续前进，约 80% 在小肠被吸收，吸收后的酒精通过肠道的血液流向肝脏。

肝脏就像一个忙碌的工厂，里面有许多勤劳工作的酶负责分解酒精。一般来说，酒精的代谢主要通过两条途径：氧化和非氧化。主要通过氧化途径，酒精被转化为乙醛，再进一步转化为乙酸，最终成为二氧化碳、脂肪酸和水排出体外，而非氧化途径只占酒精代谢的一小部分。

喝酒后脸红的原因

不同的人，体内酒精代谢酶的数量不同，因此其代谢酒精的能力也各有千秋。有些人一喝酒就容易脸红，俗称"上脸"，这是因为他们体内缺乏乙醛脱氢酶，这种酶不足，肝脏在分解酒精时就会"卡壳"，导致乙醛在体内大量累积，出现脸红、头晕、头痛、恶心等"醉酒现象"。慢性酗酒者体内的乙醛水平通常高于正常人。研究表明，很多喝酒引起的毒性反应，实际上是乙醛这种代谢物在作怪，而不是酒精本身的影响。

饮酒对肝脏功能的影响

肝脏是人体最重要的"解毒"工厂，很多药物也是经过肝脏代谢发挥作用。如果我们长期饮酒，势必会对肝、肺、肾等重要脏器产生损害，从而影响药物代谢和药物的有效性。

酒精不仅会影响肝脏中的 P450 酶活性，还会导致酒精代谢产物——乙醛在人体聚集。乙醛是一种高反应性的有毒副产物，会引起肝脏组织慢性损伤，导致酒精性肝病，这是慢性肝病的主要原因。酒精性肝病包括酒精性脂肪肝、酒精性肝炎、酒精性肝硬化和肝癌。

对于长期饮酒的患者，除了需要担心麻醉效果，麻醉医生更关注的是患者的肝功能状况。有 10%～15% 的慢性酗酒者会发展为肝硬化，这是一种不可逆的病变，会导致肝功能异常。

在肝硬化的基础上，会伴随门静脉高压、食管静脉曲张、凝血功能异常、低蛋白血症等问题。因此对于酗酒的患者麻醉医生会进行术前肝功能评估和详细的实验室检查。如果已经有肝功能异常的患者，会重点针对具体情况，做好改善肝功能及全身状态的准备。

麻醉药物的代谢

许多患者关心麻醉药物是如何代谢的。简单来说，麻醉药物有以下两条"出路"：①直接排出：一些药物直接以原型随粪便、尿液或呼吸排出体外。②代谢后排出：其他药物在体内被分解成代谢产物，后随粪便和尿液排出体外。

代谢过程通常分两步走，称为 I 相和 II 相反应：① I 相反应：包括氧化、还原、羟化和水解，主要通过细胞色素 P450 进行，比如镇静药物咪达唑仑。② II 相反应：另一些麻醉药物通过这个途径代谢，如吗啡。

肝脏是药物代谢的主战场，因为它掌控了许多 I 相和 II 相反应所需的酶。

接下来我们来了解一下主要的静脉麻醉药物的代谢途径。

1. 丙泊酚： 这是一种高亲脂性的麻醉诱导药物，代谢相当活跃，主要通过肝脏代谢，90%以上的药物与肝内葡萄糖醛酸或硫酸结合，代谢产物主要从尿液中排出。

2. 肌肉松弛药物： 如罗库溴铵等非去极化肌松药，主要经过肝脏消除和代谢。对于有严重肝脏病变的患者，其门脉高压、低蛋白血症和水钠潴留会影响药物代谢，使药物起效减慢、消除时间延长。阿曲库铵和顺式阿曲库铵通过霍夫曼（Hofmann）消除途径，不受肝功能影响。

3. 镇痛药物： 如芬太尼、吗啡等，主要经肝脏代谢，如果患者肝功能极差，代谢会减慢，需要适当减少药量。瑞芬太尼则比较特别，它在血中或组织中被酯酶分解，不受肝功能的影响。

而我们常用的吸入麻醉药物又是如何代谢的呢？

顾名思义，吸入麻醉药主要通过肺部代谢，例如七氟醚，其95%以上以原型从肺中排出。

长期饮酒对麻醉药物代谢的影响

长期饮酒对全麻的影响相对较大，通常分两种情况：肝肾功能正常和肝肾功能异常的患者。

肝肾功能正常的患者： 对于那些酒量好且肝肾功能正常的患者，他们对麻醉药物不敏感、代谢快。这类患者中枢神经系统受体数量低，药物进入体内后找不到足够的可以发挥作用的接头小伙伴——受体，因此这类患者对吸入麻醉药和静脉麻醉药不敏感。另外这些患者血液中球蛋白变多了，可以抓住麻醉药，让麻醉药物不能施展拳脚。而且这些患者肝药酶活性增加,代谢加快,麻醉药物进来后很快被清场了。

因此,长期大量饮酒的患者对许多静脉和吸入麻醉药均表现出一定的耐受性,应适当加大剂量,麻醉医师会根据患者的情况进行调整,确保手术和麻醉的安全,绝不会出现"麻不倒"的情况。

肝肾功能异常的患者: 对于那些长期饮酒导致酒精性肝病、脑病等肝功能失代偿的患者,药物代谢减慢,药效也会变得截然不同。这些患者通常有一个重要的特征是门静脉高压,导致肝血流量减少,所以要限制吸入麻醉药和静脉麻醉药物的剂量,尽量复合使用区域阻滞麻醉,以减轻肝脏负担,患者常常起效慢,起效后恢复也慢,用药需谨慎。

(徐睿、贾继娥)

术后恶心呕吐好难受

什么是术后恶心呕吐

术后恶心呕吐(PONV)是指手术后的 24 ~ 48 小时,患者出现的胃肠功能紊乱症状。这种情况就像你在经历急性胃肠炎时感受到的那种恶心呕吐,但它是由手术引发的。这些单纯恶心、干呕或是呕吐的症状一般在几天内消失,但少数严重的患者可能会持续 3 ~ 5 天,甚至更久。

恶心是一种不愉快的感受,是想吐或即将呕吐的模糊感觉,通常伴有副交感神经的兴奋和血压的升高。呕吐是身体的一种保护性反射，通过口腔将消化道的东西排出，避免有害物质留在体内。

围术期恶心呕吐的危害

术后恶心呕吐是麻醉和术后最常见的并发症，许多患者对术后恶心呕吐的印象甚至比手术疼痛还要深刻。虽然术后恶心呕吐通常不会危及生命，也不会转为慢性疾病，但它可以引发一系列相关的并发症，继而延长住院时间，增加医疗费用。

具体危害包括以下几点。

1. 腹部手术患者：如果您刚经历了腹部手术，剧烈的呕吐会导致腹部压力增大，好似一个不断加压的皮球。这会引起手术切口渗血、感染，甚至可能导致切口裂开或形成切口疝。

2. 头颅手术患者：剧烈呕吐程度会导致头颅内的压力升高，而颅内压增高也会加剧恶心呕吐过程，形成恶性循环。同时呕吐时血压升高，可能引发脑血管出血等并发症。

3. 全身情况较差的患者：剧烈的呕吐可能导致体内电解质（如钠、钾、镁等）、水等的丢失，打破机体的平衡，使得本就脆弱的内环境雪上加霜，影响伤口愈合、机体康复。

4. 咽喉功能差的患者：呕吐物容易误入气管，深入肺部，导致肺炎等并发症，甚至可能引发窒息等极为危险的情况。

术后恶心呕吐是如何发生的

术后的恶心呕吐，其发生过程就像异常复杂的信息传递。从舌头根部、咽喉部、胃肠、胆囊、胆管、泌尿生殖器官等部位的感受器开始，这些感受器分布在大脑皮质和前庭器官，可以将它们想象成接受刺激的"信使"，当它们被触发时，就好似人体接到了电话，接着，传输信息的神经（包括迷走神经、交感神经、舌咽神经等）就像体内的电话线一样，把这些信号传送到呕吐中枢，这个呕吐中枢就像司令部，接到信息后发布呕吐指令。

另外，还有一条路径是血液和脑脊液中的某些化学成分（如5-HT3受体、组胺受体、胆碱能受体等），也能触发呕吐反应。这些"受体士兵"将信号传递到延髓第四脑室腹侧面的化学感受区——另一个司令部。司令部接受和整合所有信号后，发出最终的呕吐"指令"。

最后，这些"指令"通过"电话线"——迷走神经、三叉神经、舌咽神经、舌下神经、脊神经等传导到各个执行功能的器官，引发一系列身体反应：食道上部的括约肌松弛，横膈膜和膈肌、腹肌收缩，胃部被挤压，腹压升高，导致胃内容物被挤压并排出体外，完成呕吐过程。

恶心呕吐的高危因素有哪些

您可能会好奇："为什么同样的手术，同样的麻醉用药，我一直在吐，而别人却没事呢？"多年临床研究和医生的经验表明，某些特定人群更容易发生术后恶心呕吐。这些特质与恶心呕吐的机制密切相关，如果您具备以下特征，在术前访视时，不妨告诉麻醉医生，这有助于他们为您制定更有效的预防策略。

患者特征

* 女性：在成人中，女性更容易术后恶心呕吐。
* 年龄：年龄超过 50 岁的人更易发生。
* 既往病史：有过术后恶心呕吐经历的人，或者有晕动病史的患者。
* 吸烟状态：不抽烟的人更容易发生恶心呕吐（但二手烟的影响尚不明确）。
* 家族史：在青春期前的儿童中，如果父母或兄弟姐妹有过术后恶心呕吐的经历，孩子的风险也会增加。

麻醉因素

* 镇静药物：咪达唑仑可以减轻术前焦虑，降低术后恶心呕吐的发生率。丙泊酚（俗称"牛奶"）也有止吐作用。依托咪酯则容易引起呕吐。
* 止痛药物：阿片类药物是引发术后恶心呕吐的重要因素，全身麻醉后常使用这些药物来缓解疼痛。
* 吸入麻醉药：如一氧化二氮（"笑气"）会扩散到中耳和肠道，刺激这些区域，引起恶心呕吐。
* 肌肉松弛药物：术后使用胆碱酯酶抑制剂（如新斯的明）对抗肌肉松弛药残留效应，也是高危因素之一。

手术类型

* 特定手术：眼科、口腔和颌面部、耳鼻喉科、神经外科、腹腔镜和妇科手术的术后恶心呕吐发生率较高。

* 手术时间：手术时间越长，术后恶心呕吐的发生率越高。腹部手术如疝气手术，可能因肠道缺血释放 5- 羟色胺引起。

其他因素

* 围术期状况：胃胀气、术后在担架、轮椅或汽车上转运、噪声、活动、光线刺激，以及术后大量饮水等，都可能诱发恶心呕吐。

我们如何预防术后恶心呕吐的

尽管术后恶心呕吐很常见，但请放心，麻醉医生会采取多种方法来预防和治疗这一问题，对于不同手术不同人群，我们一直在探索新办法，包括药物和非药物手段，力求提高您的术后舒适度。别担心，让我们一起了解一下预防术后恶心呕吐的方法吧！

药物方法

1. 5- 羟色胺受体拮抗剂：这类药物，如昂丹司琼、帕洛诺司琼、阿扎司琼、多拉司琼等。最初用于放疗或化疗后的恶心呕吐，现在已经广泛用于术后预防和治疗。它们不会产生多巴胺、毒蕈碱类药物的不良反应。它们最严重的不良反应是罕见的超敏反应，其他包括头痛、头昏、眩晕、静脉注射部位发红、肝酶升高、上腹发热和心电图短暂变化。

2. 苯甲酰胺类药物：甲氧氯普胺是其中最有效的止吐药，通过拮抗中枢多巴胺能受体和大剂量时的 5- 羟色胺受体来发挥作用。它能增加胃肠道蠕动。成人耐受性良好，但儿童可能出现肌张力障碍。

3. 丁酰苯胺类药物：氟哌利多是最常用的丁酰苯胺类药物，拮抗中枢多巴胺受体。在成人和儿童中都可以预防性应用，低剂量药物不良反应较小，可能的不良反应有嗜睡、烦躁、焦虑及锥体外系反应。

4. 糖皮质激素药物：地塞米松、倍他米松和甲泼尼龙是代表性药物，通常与其他止吐药联合使用效果会更好，但不推荐用于糖尿病、感染风险高的患者。

5. NK-1 受体拮抗剂：阿瑞匹坦、福沙匹坦是这类药物的代表，由于价格昂贵，通常用于高风险的患者和可能因术后恶心呕吐导致严重不良后果的患者，比如开颅手术的患者。

非药物方法

包括穴位按摩、针灸、经皮神经电刺激、穴位干拔罐、术前电针、氧疗和音乐疗法等。

（徐睿、贾继娥）

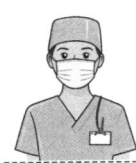

麻医有话　手术后恶心呕吐问题有很多解决方法，麻醉医生会根据您的个人情况和手术情况，综合评估可能发生术后恶心呕吐的风险。他们会采取不同的药物组合或者其他手段来预防这种情况的发生，多模式、个体化地制定诊疗方案，旨在最大限度地减轻患者的不适。

意识"失而复得"

麻醉时睡得香，醒来后却睡不着

麻醉医生常跟患者说："全身麻醉就像是一场甜美的梦，您睡完一觉，手术就结束了。"患者会好奇地问："我会睡着吗？手术中会醒来吗？以后会不会睡不着了？"接下来，让我们一起来看看正常生理睡眠和麻醉睡眠的区别吧。

正常的睡眠是一个怎样的过程

正常的生理睡眠是我们生存所必需的、有规律的自然过程。2007年，美国睡眠医学学会发表了关于生理睡眠分期的新指南，将睡眠分为快速眼动睡眠和非快速眼动睡眠。非快速眼动睡眠根据深度又分为三个阶段：① 1期：浅睡眠，占成人总睡眠的5%～10%；② 2期：占成人总睡眠的45%～55%；③ 3期：深睡眠或慢波睡眠，占成人总睡眠的15%～25%。正常睡眠有明显的昼夜节律，周期顺序为从浅睡眠开始，逐步过渡到2期，然后是深睡眠，接着再次进入浅睡眠，再转入快速眼动睡眠。在健康成年人中，每个周期大约持续90分钟，一般通常会经历4～6个这样的周期。

深睡眠或慢波睡眠是最安稳的阶段，此时人们对外界环境的反应最弱，身体机能得以充分恢复；夜惊、夜间遗尿、梦游和梦呓常在这一阶段发生。在快速动眼睡眠阶段，会出现类似清醒状态的高频脑电波，因此人们在此阶段更易被唤醒，快速眼动睡眠与梦境和记忆巩固有关。

全身麻醉和生理睡眠的区别

虽然全身麻醉和生理睡眠在神经中枢中存在一些"共享通路",睡眠也是麻醉医生向患者解释全身麻醉过程时经常用到的一个比喻,但是,它们之间存在显著区别。

生理睡眠是自然发生的、可中止的、有周期的、可逆的意识消失。全身麻醉则是一种由药物诱导的可逆状态,不仅要使患者失去意识,还要维持患者对痛觉等伤害刺激无反应、无体动表现。此外,全身麻醉还需维持自主神经系统、心血管系统、呼吸系统及体温调节系统等生理系统的稳定。相比之下,全身麻醉是非生理过程,没有固有的周期性节律和明显的分期,主要受麻醉药物用量和用药时间的控制。

全身麻醉对记忆的影响也不同于睡眠。睡眠在记忆处理和巩固方面起重要的作用,人们从睡眠中醒来会感到时间已经过去。全身麻醉苏醒时,患者常常只能回忆起麻醉诱导时的记忆。即使手术时间很长,他们对时间的流逝仍没有感觉。

手术后发生睡眠障碍的概率和影响因素

术后患者常出现严重的睡眠障碍,发生率因手术创伤大小及个体差异有所不同,为15%～72%。主要表现为睡眠剥夺(失眠)、睡眠循环中断(睡睡醒醒)和睡眠结构的异常(慢波睡眠和快速动眼睡眠的减少或消失)。患者可能会报告睡眠时间减少、觉醒次数增加、睡眠质量下降及频繁做噩梦。在术后阶段,睡眠结构会逐渐恢复正常,快速动眼睡眠可能在1周内出现反弹。

据研究发现，手术患者术前睡眠障碍发生率高达60%，而术前睡眠障碍和焦虑是术后睡眠障碍的主要风险因素。医院环境如噪声、工作人员打扰、其他患者和家属打扰、持续的灯光刺激及不舒适的床铺等也影响睡眠；术后并发症如疼痛、谵妄、认知功能障碍、住院时间较长等也相关。此外，手术中麻醉药物的不良反应，如阿片类药物的不良反应——恶心、呕吐及快速动眼睡眠减少、睡眠呼吸暂停次数增加等，也会加重术后睡眠障碍。

总之，患者的睡眠质量和手术类型各不相同，所以很难明确患者发生术后睡眠障碍的共同原因。举个例子，通过对骨科手术患者进行术后电话随访发现：术后1个月腰椎手术患者的睡眠障碍发生率最高，约20%的患者因为术后出现疼痛或背部综合征而睡眠受到影响。相比之下，接受全髋关节或全膝关节置换术的患者，术后睡眠障碍发生率较低。尽管这些患者术后可能仍然感到疼痛，但疼痛程度较轻或疼痛频率比术前低。

睡眠障碍的危害

术后睡眠障碍是术后意识错乱和认知功能障碍的明确风险因素，但因果关系尚未明确。睡眠与疼痛之间互为因果，疼痛导致睡眠障碍，睡眠质量差又加重疼痛，延迟恢复，延长住院时间，形成恶性循环。白天疼痛剧烈和服用镇痛药物是第二天晚上睡眠不佳的重要预测因素。研究发现，术后睡眠障碍发生的数量与高危患者重大心血管不良事件（如心源性死亡、心肌梗死等）发生率呈正相关。长期睡眠障碍不利于术后恢复，易导致慢性疼痛、情绪不佳和生活质量下降。

睡眠障碍的预防和治疗

鉴于术前和术后睡眠障碍的高发率,早期发现和管理至关重要。非药物措施和药物方法均可用于控制睡眠障碍。非药物措施包括区域麻醉、减少手术创伤(微创手术)、多模式镇痛(减少阿片类药物使用)、使用眼罩和耳塞减少噪声和光线、减少夜间护理活动、开展睡眠卫生教育和播放放松音乐等。

药物干预如短效非苯二氮卓类药物唑吡坦和褪黑素,常用于改善术后睡眠质量。唑吡坦口服吸收快,不良反应小,入睡时间短,适用于短期治疗。研究发现,唑吡坦能改善睡眠、降低疼痛、焦虑和抑郁程度,早期活动范围增加,但不能改善睡眠结构。褪黑素是常用的睡眠促进剂,成人术前服用可减轻术前焦虑、提高睡眠质量;术后早期服用可提高睡眠质量、降低疼痛评分和镇痛药物需求量。全身麻醉常用的右美托咪定可产生类似生理睡眠的状态。在行机械通气的术后 ICU 患者中,夜间输注镇静剂量右美托咪定就可保持昼夜睡眠周期,通过增加睡眠的第 2 期阶段来改善主观和客观的睡眠参数。小剂量右美托咪定的应用还可以减少术后并发症如谵妄和心动过速等不良事件的发生。

(倪文文、贾继娥)

麻医有话

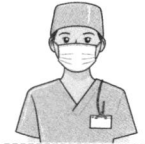

全身麻醉与术后睡眠障碍的关系尚不清楚。识别术前睡眠障碍，麻醉前认真宣教，减轻患者焦虑，早期发现并积极处理。非药物疗法和药物疗法均可用于改善术后睡眠，有助于促进术后快速恢复。睡眠促进疗法的长期效果仍需进一步研究。

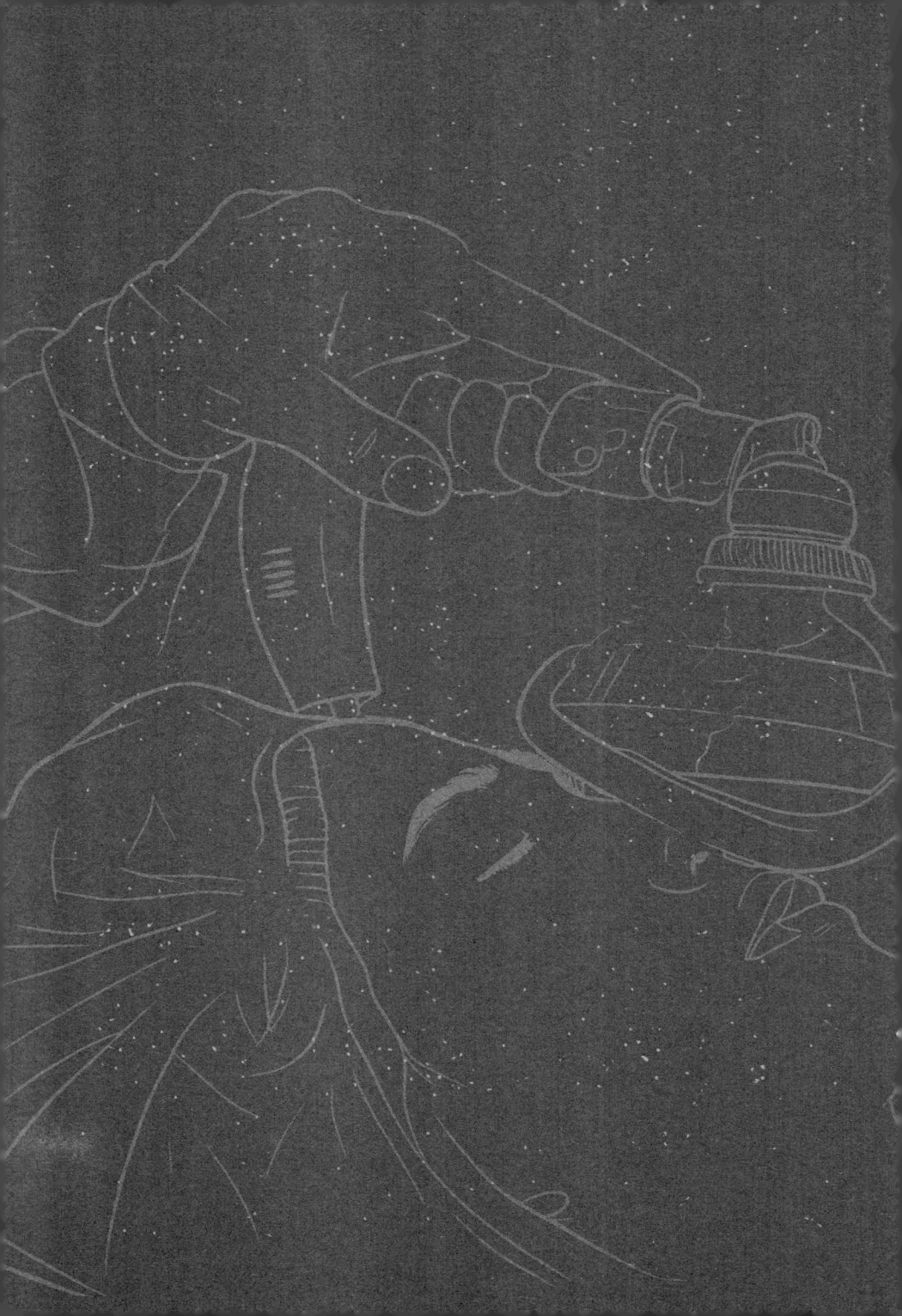

"麻辣医生"说人体

只有小手术，没有小麻醉

认识"你"，才能更好地麻醉

人体就像是一台精密的机器，每个细胞、组织和器官都在不停地运转着。手术"风暴"来临时，麻醉医生就像是这台机器的"调度师"，能够让患者安然进入一个无痛的"梦境"，确保手术顺利进行。这个"梦境"是如何形成的呢？接下来，将为您揭秘麻醉与人体的奇妙互动。

先认识一下"意识"这个神秘的概念。意识水平是指大脑的觉醒状态，意识内容涉及感知、思维、记忆等心理过程。大脑就像是一个舞台，觉醒是灯光，意识内容是演员。当我们清醒时，舞台上灯光璀璨，演员们活跃地表演，而当我们全身麻醉时，就像是灯光师将灯光调暗，让演员们暂时退场。大脑皮质和丘脑之间的密切配合就是这场表演的幕后导演。当然，关于这场表演，还有太多的秘密没有揭开，还有待更多探索和发掘。

意识内容中的记忆也十分重要。记忆就像大脑中的一本书，记载着我们的过去。有的记忆像是清晰的照片，有的则像是模糊的笔迹。科学家将记忆分为"陈述性"和"非陈述性"两种。陈述性记忆就像是我们可以回忆的故事，而非陈述性记忆则像是身体自动执行的动作。有趣的是，麻醉药物可能会"翻阅"这本书，影响我们记忆的形成和保持。

人体的生理功能是由各器官、系统相互协作来维持的。在麻醉过程中，麻醉药物会对这些器官、系统产生影响，以达到预期的麻醉效果。

人体的神经系统是一个复杂的通信网络，负责传递大脑和身体其他部分之间的信息。麻醉药物除了能让意识消失，还能通过与神经系统中的特定受体结合，让疼痛信号在传递过程中被削弱或完全阻断来产生麻醉效果。

肺部是我们身体与外界交换气体的地方，它不仅可以"搬运"氧气，还有着多样的功能。比如，它可以维持身体的酸碱平衡，过滤血液中的杂质。在麻醉状态下，患者可能会因为药物作用呼吸变得浅慢甚至呼吸抑制，这可能会影响氧气的摄取和二氧化碳的排出，从而影响整个身体的氧气供应。在手术中，麻醉医生会密切监控患者的呼吸，确保氧气的有效供应。有时会使用呼吸机来帮助患者呼吸，以维持正常的气体交换。

肝脏是人体内最大的器官，它不仅负责代谢和解毒，还参与血液的储存与调节。在麻醉过程中，肝脏的功能尤为重要，大部分麻醉药物主要在肝脏中降解。对肝功能正常的人来说，常规剂量的麻醉药物不会导致长期损伤。对于肝功能不全的患者，麻醉药物的作用时间可能会延长。

肾脏是身体的主要排泄器官，它过滤血液中的废物和多余水分，形成尿液。手术本身，尤其是大型手术，可能会导致肾脏血流减少，影响其过滤和排泄功能。术中失血、低血压和使用某些药物都可能影响肾功能。麻醉医生会密切关注这些因素，以减少对肾脏的潜在损害。对于肾功能不全的患者，麻醉前需要进行详细的评估，以确保患者能够安全地接受手术。麻醉医生会选择对肾脏影响最小的药物和方法，同时在术中维持充足的血容量和血压，以保护肾脏功能。

肝脏和肾脏就像是辛勤的清洁工，清除体内的废物和毒素。麻醉药物在完成任务后，也会被它们从体内清除。

心脏是血液循环的动力，它将氧气和营养物质输送到全身各个角落。麻醉药物会对心脏产生直接或间接的影响，可能会减慢或加快心率，影响心脏的收缩力，影响血压和血液循环。在麻醉过程中，麻醉医生会使用各种设备来监测患者的心率和血压，确保心脏正常工作。

人体内有八大内分泌腺：垂体、甲状腺、甲状旁腺、胰腺、肾上腺、胸腺、松果体和性腺。这些腺体各司其职，分泌着不同的激素，调节着我们的生长发育、新陈代谢、水盐平衡和应激反应。麻醉药物会影响激素分泌，如胰岛素、肾上腺素等。这些激素对维持机体内环境的稳定至关重要。麻醉医生会根据患者的内分泌状态来调整麻醉方案。

此外，不同年龄段的人群在生理和病理方面存在差异，因此，在麻醉方面也会有差异，麻醉过程中需要区别对待。

对于儿童来说，他们的生理特点主要表现为新陈代谢旺盛、代偿能力强，但由于儿童的神经系统尚未发育完全，在麻醉过程中则需要特别注意对神经系统的保护。儿童的呼吸系统尚未完全发育成熟，他们的气道较窄，这意味着在麻醉期间，他们更容易发生呼吸暂停或血氧饱和度降低的风险。同时，由于儿童的体重较轻，麻醉药物的剂量也需要相应调整。对于老年人来说，他们的生理特点主要表现为器官功能减退、代谢能力下降，可能存在多种慢性疾病。老年人的大脑萎缩，神经递质的合成和释放减少，这可能会影响他们对麻醉药物的反应。老年人还存在心、肝、肾功能下降，在麻醉过程中，老年人更容易出现低血压、心律失常等不良反应，影响麻醉药物的代谢和排泄等。因此，在为老年人进行麻醉时，麻醉医生会仔细评估老年人的整体健康状况，选择最适合的麻醉方法，确保手术安全进行。

此外，不同年龄段的人群在心理上也存在差异。例如，儿童可能产生恐惧不安情绪，而老年人则可能产生抑郁焦虑情绪。因此，麻醉医生在为患者提供麻醉服务的同时，还会关注他们的心理状况，通过心理疏导和安慰来减轻他们的紧张情绪。

总之，整个手术过程都有麻醉医生保驾护航。他们会通过各种监测措施来确保患者生命体征的平稳，以确保手术的顺利完成。希望大家可以正确对待麻醉，充分相信你们的麻醉医生，消除对麻醉的恐惧和误解，以更加轻松的心态面对手术和治疗。

（魏婉婷、方浩）

可不可以"麻"

麻醉是现在医疗中不可或缺的一部分，它既需要保证患者在手术过程中不会感受到疼痛，也需要保障手术的安全和顺利进行。所以，现代麻醉并非简单的操作或药物注射，更需要关心全身的状态。需要在麻醉前进行全面的身体功能评估，以确保患者手术麻醉前后的安全。

什么是麻醉术前评估

每个患者手术前的身体状态不同、所患疾病不同、需要的手术不同，麻醉耐受性不同，所以麻醉方式会有不同。因此，在进行手术麻醉前，麻醉医生需要对患者的病情、身体状况和精神状态进行充分的了解，以便在麻醉中采用不同措施保障患者在手术过程中的安全。

这个麻醉评估过程通常包括以下几个方面。

1. 病史询问： 麻醉医生会对患者进行详细的病史询问，包括患者的现病史、既往疾病史、吸烟饮酒史、手术麻醉史、药物过敏史、家族病史等信息，重点关注药物过敏史及与麻醉不良事件密切相关的家族史；包括其他合并症的情况，比如是否合并心脑血管疾病、肺部疾病、神经精神系统疾病、内分泌系统疾病等，必要时需要请专科医师进一步评估，对于术前有不同合并症的患者会进行适当的干预与处理，使患者达到合适的生理状态以应对手术创伤的打击；此外，还会特别关注患者近期有无咳嗽等呼吸系统感染，女性患者的妊娠、哺乳情况；对于情况特殊的患者，如术前合并多种疾病及多重用药的患者，应评估共生疾病及用药问题，根据手术及麻醉需要进行适当的用药调整；对于老年患者还会进行简单的意识功能状态评估，评估手术前老人的活动能力、衰弱程度、认知功能；对于年纪较小的患者，术前要询问患儿年龄、生长发育、营养状况、气道状态，了解手术史、抢救史和全身各系统（心脏、肺、内分泌、肾脏疾病等）的情况；对有遗传代谢性疾病或畸形的患者需要进行更进一步的评估，这是因为先天性疾病可能会合并多种生理缺陷，对心血管和气道畸形的患者术前还需要进行影像学等检查。针对特殊情况，麻醉医生会制定相应的麻醉方案和处理策略。

2. 体格检查： 麻醉医生也同其他专科医生一样，也要对患者进行体格检查。除全面的体格检查，如测量血压、心率、呼吸等指标，检查头颈部、胸部、腹部等部位外，还要重点检查心肺及呼吸道，脊柱及神经系统，这是为麻醉方式选择做准备。接受全身麻醉的患者多数需要进行气管插管通气，保留自主通气的麻醉方式也要维持氧合，所以气道的评估对于麻醉医生尤为重要。另外对于考虑行椎管内麻醉（所谓的"半麻"）的患者，则需要检查是否存在脊柱畸形、穿刺部位是否有皮肤外伤和感染等，询问患者是否有中枢神经病史和周围神经病变、异常出血史、抗凝药物使用史、过敏史，术前应该完善血常规和凝血功能检查。对于需要行神经阻滞的患者，同样要观察神经阻滞穿刺点及周围皮肤是否有皮疹、红肿、感染、溃烂等异常情况，术前查看凝血功能（身体自己止血的能力）。

为了术中观察身体变化情况，麻醉医生除了进行常规的监测，还需要通过置入血管内的导管直接测量血压。这类穿刺置管要注意穿刺部位是否有感染或外伤，并进行特殊的试验检查。为快速补液，还要将比较粗的导管植入身体内比较粗的静脉中，这也需要检查穿刺处皮肤情况及凝血功能是否正常、是否存在上腔静脉综合征、是否安装过起搏器等特殊情况。

3. 实验室检查：实验室检查可以提供更多关于患者身体功能的信息，帮助医生更准确地评估患者的健康状况。除了常规的外科术前实验室检查外，麻醉医生还会根据患者情况和手术方式的要求进行一些实验室检查。

（1）血液常规检查：包括血红蛋白、白细胞计数、血小板计数等指标，用于评估患者的贫血情况、免疫功能和凝血功能。

（2）血生化指标检查：包括血糖、肾功能指标（血尿素氮、肌酐）、肝功能指标（丙氨酸氨基转移酶、谷草转氨酶）、电解质（钠、钾、氯）、C反应蛋白等，用于评估患者的内分泌功能、肝肾功能和全身代谢情况。

（3）凝血功能检查：包括凝血酶原时间（PT）、部分凝血活酶时间（APTT）、国际标准化比值（INR）等指标，用于评估患者的凝血功能。

（4）其他特殊检查：根据患者的具体情况和手术类型，可能还需要进行其他特殊检查，如动脉血气分析、肺功能检查、心脏超声检查、冠脉CT或造影检查、甲状腺功能检查等。

此外，还有以下这些功能性检查。

心电图（ECG）检查：用于评估患者心脏状态。

胸部X线检查：用于评估患者的肺部情况，检查是否存在肺部感染、胸腔积液等问题。

手术前，麻醉医生还会做一些专科性的评估。

心肺功能评估：这是为了了解术前心脏和呼吸功能状态，是否能接受手术打击。麻醉医生会需要患者配合完成一些小试验，如6分钟步行距离的长短、爬楼梯的高度等。心肺功能评估可以帮助医生确定患者是否适合接受麻醉，以及选择合适的麻醉方法和药物。

精神状态评估：麻醉医生与患者交谈沟通的过程也是评估过程，可以了解手术患者的意识和精神状态，这有利于观察术后的恢复情况。并且可以通过解释评估麻醉的目的和过程，回答患者疑问，提供信息，给予建议，帮助患者和家属了解自己的状况和麻醉风险，建立互信，减少焦虑，促进康复。

为什么一定要进行术前麻醉评估

您或许会有疑问：术前麻醉一定要进行吗？

不同于麻醉学科的雏形时代，现代麻醉学已是一门复杂的医疗学科，涉及生理、病理和社会心理因素，需要有专业知识，遵守严格的操作流程。这些都保障了现代麻醉的安全性，但麻醉依然有医疗的局限和禁忌。

面对同一个患者，专科医生都会从本专业的角度观察和考虑，提出解决方案，容易忽略患者整体。与手术医生比较，麻醉医生对患者的身体状况的评估更全面，从而判断确定患者是否适合进行手术和麻醉。对于麻醉风险较高的患者，麻醉医生也会进行术前讨论，采取措施优化术前状态，降低麻醉和手术的风险，减少术中及术后并发症发生率,降低死亡率。麻醉前评估还可以帮助医生从患者需要角度,结合手术要求,制定合适的麻醉方案,做到优质服务。

如何配合麻醉前的身体功能评估

(1)**诚实地回答医生的问题**:在病史询问环节,应该诚实地回答医生的问题,如过去的疾病、手术史、药物过敏史等,以便医生更准确地评估我们的健康状况。

(2)**配合体格检查和实验室检查**:我们应该配合医生进行体格检查和实验室检查,以便医生获取更多的健康信息,为手术的安全提供保障。

(3)**听从医生的建议**:在身体功能评估过程中,我们应该听从医生的建议,如饮食、运动、药物使用等方面的建议,以建立优化的术前身体状态。

(吴茹、张弩)

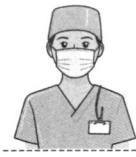

麻医有话 　麻醉前的身体功能评估是保障手术顺利进行和患者安全的重要环节。通过全面的评估和及时的干预处理,可以最大限度地降低手术风险,确保患者安全度过整个手术期。因此,患者在接受手术麻醉前,应积极配合麻醉医生的评估和建议,做好手术前的准备工作。

身体有"病"怎么麻

手术是解决身体疾病的一种治疗手段,但当出现与手术无关的疾病,或某些疾病已对身体造成损害时,是否还能够顺利地进行麻醉呢?

答案是:大部分情况下是可以的!

在身体出现疾病或健康问题时,是否能够进行麻醉取决于多种因素,包括疾病的类型、严重程度、患者的整体健康状况等。麻醉医师和相应专科的医师会进行术前会诊,对疾病的严重程度做出评价,并做相应的术前准备。麻醉医生会根据患者的具体情况和病史,制定个性化的麻醉方案,以保障手术麻醉的顺利进行。

下面是一些麻醉前常见疾病的处理原则。

心血管系统疾病

1. 高血压:麻醉医生会在术前了解平时降压药使用情况及血压控制情况。血压控制目标:一般认为,患者年龄 ≥ 60 岁,血压控制目标 < 150/90mmHg;年龄 < 60 岁或者合并有糖尿病和慢性肾病的患者,血压控制目标 < 140/90mmHg。原则上轻中度高血压(< 180/110mmHg)不影响手术麻醉的进行。对进入手术室后血压仍高于 180/110mmHg 的择期手术患者,建议推迟手术;或者因患者有限期手术需要(如肿瘤患者伴有少量出血),在征得家属同意的情况下手术。但若是为抢救生命而进行的急诊手术,不论血压多高,都会进行麻醉。

严重高血压会产生器官损害,如心衰、心绞痛、肾衰竭等,可能会造成严重的并发症。术前会采取措施,阶段性地控制血压降低,并改善脏器的功能。过快或者过低的降压会增加大脑和心脏的缺血。多数降压药可以持续使用至手术当日,但其中 ACEI 类和 ARB 类药物(如药物名称中含"普利"或"沙坦"的降压药)可能引起术中和术后难以纠正的低血压,导致手术期间心梗或脑梗的发生率升高,甚至导致死亡。因而,手术当天早晨应该暂停服用。还有些降压药,如利血平,需要术前 7 天就停用。

2. 心脏疾病:合并冠心病,心脏瓣膜疾病或心律失常等心脏疾病患者,需要了解术前是不是有心肌梗死的病史,最近有无胸痛、胸闷和心悸等症状。评估患者心脏的工作能力和耐受能力。心脏功能可以用代谢当量(MET)来表示,分为优秀(> 10METs)、良好(7 < METs ≤ 10)和差(< 4METs)。≥ 4METs 且无症状的患者可以进行择期手术。对有严重心脏疾病患者术前需要进一步检查,完善心超声,24 小时动态心电图或冠脉 CT 等检查,请心脏专科医师共同会诊评估。不管是心脏病患者做心脏手术还是非心脏手术,麻醉和手术前除了评估,还要改善心脏的功能。

有心律失常的患者并不是都会有危险,部分心律失常如室上性心动过速和无症状性室性心律失常是不太容易出现心脏功能失常的。有些则会增加手术麻醉的风险,如感觉到不舒服的心动过缓。有些心脏跳动信号受阻的患者,可能需要推迟不紧急的手术,进一步评估是否需要放置心脏起搏器。

若患者术前存在冠心病,容易在手术后发生心肌缺血、心肌梗死和死亡。症状轻微且稳定的冠心病患者几乎不会有大问题。但有胸痛、胸闷、运动后喘气困难的患者，需要请心内科会诊。如果发生急性的心肌梗死，则要推迟择期手术。心肌梗死后 30 天内风险最高，30 天后依然要视患者的疾病需要和心脏功能进行再次评估。对心脏进行造影检查和治疗后，不是急诊的手术要分别推迟至造影后的 2 周，甚至 4 周。进行心脏血管药物支架安装的患者，择期手术至少要推迟至支架术后 6 个月，如果推迟手术的风险大，可以考虑将择期非心脏手术推迟至支架术后 180 天进行。2 个月内有心衰的患者，除非危及生命，一般不进行手术。

口服心脏病药物的患者在术前停药也是有讲究的，不同药物的停用规则不同，本书的另外章节会有详细介绍。

呼吸系统疾病

术前有患者被诊断有"慢性阻塞性肺疾病（COPD）"，也就是俗称的"老慢支"，或哮喘等呼吸系统疾病的患者，术前麻醉医生会了解患者平时的呼吸状态：有无呼吸困难、喘息，有无长期的咳嗽、咳痰，2～3 周内有无症状加重的情况等。

此外，还会进行肺功能检查或动脉血气分析，了解身体呼吸功能的工作状态。有些检查比较简单，如看看 6 分钟步行的距离、走楼梯的高度等，评估患者的心脏和肺一起工作时的状态，了解身体整体耐受手术和麻醉的能力。

此外，戒烟也很重要。吸烟会对呼吸系统造成影响，可以被视为一种疾病，但这种不健康可以通过术前至少 2 周的戒烟来控制，如果可以进行呼吸功能锻炼，如雾化吸入和胸部理疗促进排痰、应用支气管扩张剂和激素等药物、适当运动可以加快呼吸功能的康复。

呼吸系统感染会在全身麻醉中产生潜在的风险,但通过使用抗生素 3～5 天可以控制感染,之后进行手术。但有些情况也是要推迟或取消择期手术的,如哮喘急性发作、严重的肺功能减退、急性呼吸道感染(如上感、咽炎、扁桃体炎、气管支气管炎、肺炎等)等非急诊的手术,要经过治疗改善肺功能或改善症状后才可以进行麻醉。这不在于手术能不能做,而是麻醉中或手术后呼吸系统并发症的发生概率比较高。

内分泌系统疾病

糖尿病是最常见的内分泌疾病,麻醉医生要在术前了解糖尿病的病程、治疗方案,监测餐前餐后血糖及糖化血红蛋白(HbA1C),以评估糖尿病对神经、心脏血管等系统的损伤,和血糖控制情况。血糖控制不佳或并存外周血管、神经并发症的患者,还要请内分泌科医生会诊,必要时延迟手术;血糖控制很不好时,容易因血糖应激性的急剧升高,而发生糖尿病酮症酸中毒、高血糖高渗性综合征,会危及生命,一定要推迟择期手术。

择期手术术前空腹血糖 ≤ 8.3 毫摩尔/升,最高不超过 11.1 毫摩尔/升。口服降糖药或使用胰岛素的患者,要在手术当日停用;不需要术前禁食禁水的局麻手术可以口服降糖药。

还有一类比较常见的内分泌疾病,就是甲状腺疾病。根据甲状腺素分泌的过高或过低分为甲状腺素分泌亢进(甲亢)和甲状腺素分泌减下(甲减)。甲亢的患者要注意术前病情的控制情况,如情绪是否高亢、心跳是否过快、是否容易多汗等，基础代谢要正常或接近正常，必要时请内分泌科医师会诊，这是为了避免术中及术后发生危及生命的甲状腺危象。对于甲减的患者，甲状腺素药物要使用至手术当日早晨。

神经系统疾病

有短暂脑缺血发作（TIA）或脑卒中、脑梗死病史的患者也是比较多的，术前会进行颈动脉彩超、脑部CT、MRI等检查，并请神经内科会诊。有时还要进行脑血管CT或造影，甚至在脑内血管中植入支架；同急性心脏血管梗死类似，如果在1个月内发生过脑卒中（脑血管堵塞缺血）或脑梗死的患者需要行推迟择期手术。

帕金森是一种越来越常见的神经病变，麻醉医师一定会在术前明确患者的用药情况（药物种类、剂型、剂量、服药时间），避免突然停药，家属要保证患者按平时的服药计划服药。一些不稳定的情况下，神经内科医师会进行会诊，调整用药；术前需要做肺功能检查及动脉血气分析，并进行呼吸功能锻炼。此外，麻醉中有些用药可能会加重帕金森病症状，麻醉医生在麻醉中会避免使用。术后，有时帕金森病症状会加重，必要时由神经内科医师调整用药。

消化系统疾病

对于存在胃溃疡、应激性胃溃疡（胃炎）的患者，麻醉医师会在麻醉过程中避免使用可能损伤胃黏膜的药物（如非甾体类抗炎药）；术前给予抑酸剂（如奥美拉唑、泮托拉唑）保护胃黏膜。

肝脏疾病

一般情况下，轻度的肝功能不全对麻醉和手术的影响不大；中度的肝功能不全患者对手术和麻醉的耐受力显著降低，术前需要积极的保肝治疗，改善肝功能和全身状态后行择期手术。重度的肝功能不全患者（如晚期肝硬化、严重营养不良、大量腹水、肝性脑病等）麻醉和手术的危险性极高。肝病急性期除急诊以外，禁忌手术。严重肝功能损害的患者在经过保肝治疗后，可耐受手术和麻醉。

肾脏疾病

对于肾功能不全的患者，麻醉医师在麻醉中还能发挥保护残存肾功能的作用。术前完善血常规、凝血、肾功能、电解质等各项辅助检查，明确肾脏功能，请肾内科会诊；术中麻醉避免使用加重肾脏损害的药物，避免使用完全通过肾脏排泄的药物，避免麻醉药物在体内的滞留。

随着现代医学的进步，术前血液透析的应用，肾衰竭/尿毒症已经不是择期手术的禁忌。透析患者应在术前 24h 进行充分的血液透析，控制手术当日的电解质水平，保持体内环境的稳定。

血液系统疾病

对于术前有各种原因导致的血常规、凝血功能指标异常，麻醉前要确定原因，必要时请血液科医生会诊。对相应的病因进行治疗，准备血液成分制品。

对老年、体弱、基础疾病较多的患者，要输血以应对手术的打击。恶性血液病，如白血病、淋巴瘤或骨髓瘤患者，在手术治疗中容易出血、渗血、形成血栓，发生术后感染，伤口愈合困难。血液疾病的患者非必要不建议进行手术治疗。如果疾病正处于缓解期，手术危险性不大；处于部分缓解期时，手术也相对安全。

传染性疾病

确定病原体（如结核杆菌），采取必要的防护、隔离和消毒措施，及时做好登记，必要时向感控科汇报，情况特殊者应考虑转专科医院诊治。

当身体出现各种疾病或健康问题时，按照"最有利于患者"的原则，经过积极的麻醉前准备，大部分患者的各个脏器功能可以调整到较好的状态，增强对麻醉和手术的耐受力，从而安全地度过整个手术期。

（吴茹、张弩）

和你的麻醉医生"心连心"

面对即将到来的手术麻醉时，所有手术患者和家属的心情往往都是复杂的，因为他们知道，麻醉是整个手术过程中不可或缺的部分，而麻醉医生是掌控生命安全的关键。相较于门诊医生、病房手术医生和病区护士们，麻醉医生通常是他们最不熟悉的；在即将托付身家性命之时，初来乍到的手术室环境及初次见面的麻醉科医生所引发的陌生感，不可避免地带来了怀疑和不信任，加重了术前的焦虑，这是人之常情。

建立起与麻醉医生的默契，发展起一种"心连心"的情感，可以共同为手术的成功打好基础，但如何准备呢？

首先，还是要重视麻醉医生在手术中的作用。

麻醉是现代手术的重要组成部分，麻醉医生是手术团队中的核心成员。如前面文中所述，现代麻醉不是"打一针，让人睡着"这样简单。麻醉医生不是仅仅让手术患者在手术中感觉不痛，更重要的是保障患者在手术过程中的生命安全，降低术后各类并发症的发生概率；同时麻醉也要为手术医生创造合适的手术操作条件。因而，从手术前风险评估、麻醉方式选择，到麻醉实施、术中麻醉深度控制，再到术后复苏管理、术后随访，麻醉医生的工作始终贯穿手术前后，决定着手术的成功与患者的安危与舒适。

那么，作为接受手术的患者，是否就是完全被动地参与麻醉医生的工作呢？当然不是！患者和家属有许多准备工作需要配合麻醉医生在术前完成。

坦诚交流，了解病史和身体

手术前一天，麻醉医生会进行术前访视，询问患者的一般身体情况和病史。这和入院时床位医生采集病史有类似之处，也有不同之处。

相同之处是，麻醉医生也希望知道患者尽可能详细的病史，包括本次疾病情况、以前生过的毛病、做过的手术、发生过敏的食物药物、家中亲属的生病情况等。这些信息可以帮助麻醉医生了解患者身体的过去和可能隐藏的问题。

不同之处是，麻醉医生会关心有过手术麻醉经历患者前一次麻醉的情况，如上次手术的麻醉医生是否说过有插管困难或特别的情况等；麻醉医生也会做一些检查，如检查牙齿是否松动、看看嘴巴是否能张大、按按背部是否有压痛、查看穿刺点是否有皮肤感染等。

这些都关系到麻醉方式和药物的选择，剂量的调整。患者的坦诚和配合，将有助于麻醉医生做出更加精准的医疗选择和判断。

遵循医嘱，做好身体准备

在手术麻醉前，麻醉医生也会建议患者进行一些身体准备，如戒烟、停止服用某些药物、进行一些特殊的检查等。这些准备工作看似琐碎，但却直接关系到手术麻醉是否安全，术中及术后并发症发生概率的高低。因此，患者应按照麻醉医生嘱托，不可忽视，更不能故意违背。

保持平静，缓解情绪

麻醉医生进行术前评估，不仅是了解患者身体状态及安排准备，也是通过术前和患者及家属见面，了解患者精神状态和需求的过程。面对手术时，患者和家属一定会产生紧张、焦虑的情绪；而且，家属的情绪也会影响患者。过度的紧张和焦虑已被证实不利于手术的进行，而且影响术后麻醉苏醒质量、提高术后并发症发生的概率。患者及家属除了自己应学会保持平静的心态，通过深呼吸、放松训练等方式来缓解紧张情绪外,通过与麻醉医生的交流也可以达到一定程度的情绪舒缓,减少进入手术室的陌生感。

理解麻醉风险,做出明智选择

医疗是始终存在风险性的,手术麻醉也是一样。麻醉药物可能会发生过敏反应、呼吸抑制等不良反应;麻醉操作可能会造成声音嘶哑、神经损伤等。所以,在与麻醉医生交流时,麻醉医生会让患者了解麻醉的风险和可能的并发症,让患者客观认识自己的身体状况和手术风险,与麻醉医生共同制定适合每个人的麻醉方案。

信任专业,与麻醉医生建立默契

信任是医疗工作中不可或缺的元素之一。作为患者和家属,需要信任麻醉医生的专业知识和技能,相信他们能够为自己提供最佳的麻醉医疗服务。同时,患者不应在手术麻醉中是完全被动的一方,积极与麻醉医生沟通,在很短的时间内建立信任,才能共同为手术做好准备。通过建立良好的默契关系,患者和麻醉医生可以携手共进,共同面对手术带来的挑战。

在医疗过程中,麻醉医生与患者之间的信任对于手术的顺利进行至关重要。患者配合麻醉医生的工作,提供准确的病史信息、遵循医嘱进行身体准备、保持平静的心态、理解麻醉风险并做出明智的选择,就是信任麻醉医生的专业知识和技能的表现。虽然接触时间短暂,但麻醉医生完全可以从患者和家属的言语和行动中感受到信任,可以与患者和家属建立起一种"心连心"的默契关系,共同为手术做好充分准备，以期达到一个最为理想的医疗结果。

"和你的麻醉医生'心连心'"不是一种理念，更不是口号，是一种长期实践。患者和麻醉医生从术前准备阶段就要建立起一种紧密的合作关系，通过双方的共同努力和默契配合，共同面对挑战。促进手术顺利进行和快速康复，是医疗的需要，也是人性的温暖、关怀的力量，也是现代麻醉学科发展的初衷和前进的动力。

（冯真、张弩）

外科手术中的麻醉

麻醉医生的健康守护——捍卫宝贝"心、肝、肾"

麻醉,不仅仅是让手术无痛,更是一门涉及人体生命机能的医学艺术。本篇文章,就从麻醉医生的角度,一同探讨心、肝、肾这三大重要器官的功能和重要性及在麻醉围手术期的监测要点和日常生活中的注意要点。

心、肝、肾是人体的"三驾马车"

在我们的身体里,心脏、肝脏和肾脏是人体重要的器官,负责维持人体的健康,进行各项生命活动。

心脏——生命的"引擎":自古以来,心脏就被视为生命的象征。在古希腊神话中,心脏是爱与美的象征,也是情感的寓所。随着医学的发展,人类逐渐认识到心脏不仅是情感的象征,更是生命的"泵"。古埃及人曾使用动物心脏进行祭祀,象征着生命的源泉。在现代医学中,心脏更是被赋予了新的定义,它的跳动不仅是生命的节奏，更是健康的保障。

心脏，位于人体胸腔的中部，大小约相当于拳头，是推动全身血液循环的强大动力源。其不停歇地跳动，不仅是为了维持生命活动，更是确保氧气和各种营养物质能够源源不断地输送至全身各器官组织，同时将代谢产物及时带走，以保持机体功能的正常运转。维持正常的心功能与我们的身体健康密切相关，一旦心脏出现问题，我们的生命将受到威胁。

肝脏——身体的"化工厂"：肝脏是人体重要的代谢器官。在古代，人们通过观察肝脏的功能和形态，发现它对人体健康的重要性。古希腊时期，医学之父希波克拉底以肝脏为基础，提出了影响医学百年的"四体液说"，即认识到肝脏是体内的重要排毒器官。

随着科学技术的发展，19世纪末，科学家们发现了肝脏的多种功能，包括代谢、排毒、储存能量等。20世纪初，肝脏的解剖结构和生理功能被进一步阐明，人们开始逐步了解到肝脏在蛋白质合成、胆汁分泌等方面的作用。

肝脏，作为人体内部的重要解毒及代谢器官，承担着繁重的生理功能。它具备多种生化反应所需的酶系统，可以有效地对摄入体内的各种食物进行分解转化，合成身体必需的蛋白质、脂肪、糖原等物质，并储存丰富的营养素以备不时之需。同时，肝脏还是人体主要的解毒器官，能够处理血液中的有毒有害物质，将其转化为无毒或低毒物质排出体外，维持体内环境的稳定和健康。

肾脏——身体的"过滤器"：肾脏，作为人体的重要排泄器官，其健康与否直接关系到人体的生活质量。在古代，人们通过观察尿液的颜色与状态来判断肾脏的健康状况。随着医学的进步,人们对肾脏的了解越来越深入。现代医学已经能够通过血液检测、影像学检查等多种手段来评估肾脏功能,为肾脏疾病的早期发现与治疗提供有力支持。

肾脏除过滤血液中的废物和多余物质外,同时还负责调节体内的水和电解质平衡。肾脏通过一系列复杂的生理过程,将血液中的尿素、肌酐、尿酸等代谢产物有效地分离出来,并形成尿液排出体外,进而维持人体内环境的稳定。肾脏还参与调节血压和红细胞生成。肾脏的健康对我们的整体健康至关重要。

心、肝、肾麻醉围手术期及日常生活中的注意要点

在麻醉期间,心、肝、肾往往由于麻醉药物、手术或者术前合并有基础疾病等原因,其功能会受到不同程度的影响,如果未得到及时有效的治疗,这些影响可能会持续到术后,对患者的心功能、肝功能、肾功能造成损害。也因此,麻醉医生在整个围手术期扮演着至关重要的角色,不仅负责在手术中管理患者的麻醉,还负责监控和保护患者的生命体征,以及在围手术期监测保护患者的心功能、肝功能和肾功能。

心脏监测与保护

1. 麻醉围手术期监测要点

术前评估:详细评估患者的心脏状况,包括完善心电图(ECG)、超声心动图、心肌酶等检查。除了这些客观指标,麻醉医生往往还需评估患者是否合并有心血管基础疾病,如高血压、冠心病、各型

心律失常及心梗等。除此之外，麻醉医生仍需要通过患者近期体力活动来评估患者的心功能。根据纽约心脏病协会（NYHA）心功能分级，NYHA I 级为患者体力活动不受任何限制。随着分级升高，患者体力受限越明显，而对应的围手术期心脏风险也越高，对于麻醉耐受力也越差。

术中管理：首先，需要维持稳定的血压，既不过高增加心脏负担，也不过低影响心脏和其他重要器官的血液供应。其次，精确管理术中液体输注，避免容量负荷过重或不足导致的心脏压力增大或血流量不足。最后，合理使用心脏支持药物，如必要时采用强心药、血管活性药物等调节血压和心脏功能。

术中监测：对于麻醉患者，常规进行无创血压、五导联心电图及氧饱和度监测。除此之外，麻醉医生会根据患者的基础情况及手术风险，决定是否进行有创动脉血压监测、心输出量监测及右心漂浮导管监测。

2. 日常生活中注意要点

应避免过度劳累，保持情绪稳定。进行适量的运动，如散步、游泳、瑜伽等，以增强心肺功能，提高心脏的耐受力。保持饮食均衡，多吃水果、蔬菜、全谷类食品，减少高脂、高盐、高糖食品的摄入，从而避免肥胖的发生。定期进行心脏检查，如心电图、超声心动图等，以了解心脏的结构和功能状态，及时发现并处理潜在的心脏问题。如有合并遵循医嘱使用药物，如降压药、抗心律失常药等，以保持心脏功能的稳定。

肝脏功能监测与保护

1. 麻醉围手术期监测要点

术前评估： 从麻醉医生角度来说，往往更多关注于肝的蛋白质合成功能、胆红素代谢、凝血功能等情况。术前仔细评估患者的肝功能，根据肝功能指标调整麻醉药物的使用。

术中管理： 避免或限制使用对肝功能有明显负担或毒性的麻醉药物和手术用药，而麻醉过程中使用的各类全身麻醉药、镇静药、镇痛药等多数在肝中进行代谢，所以在肝功能不全的患者中，这些药物的代谢速率往往有所下降，故往往需要麻醉医生根据患者肝功能情况酌情调整药量。

术中监测： 通过维持稳定的血液动力学状态，确保肝脏的血液供应。

2. 日常生活中的注意事项

应避免饮酒，不乱用药物，尤其是可能对肝脏造成损伤的药物。避免食用不洁、过度油腻或辛辣的食物，以免对肝脏造成负担。注射疫苗预防肝炎，如乙肝、丙肝等，避免与肝炎患者密切接触，减少传播风险。如果服用了抗凝药物，如阿司匹林等，就医时需要提前告知医生，以便医生根据具体情况调整用药方案。

肾脏监测与保护

1. 麻醉围手术期监测要点

术前评估： 麻醉医生在术前需要评估患者的肾功能，往往根据内生肌酐清除率和血浆肌酐浓度来对患者进行肾功能分级。除此之外，麻醉医生还需要了解患者是否合并有其他基础疾病，如高血压、动脉硬化、各种类型的肾炎等。麻醉医生仍需要关注患者的血电解质水平,评估是否有电解质紊乱,从而决定是否需要调整。

术中管理: 维持适当血压和灌注,保持足够的血压和肾脏灌注,预防低血压和低血流状态对肾功能的损害。对于术前存在有电解质紊乱的患者,术中往往需要进行血气分析,指导术中的电解质水平的调整。通过精准的液体管理维持电解质平衡和防止容量过载。尽量避免使用对肾脏有损害的药物,或在使用时密切监测肾功能指标。

术中监测: 通过维持稳定的血液动力学状态,确保肾脏的血液供应。实时监控尿量和血液中的肾功能指标(如尿素氮和肌酐水平),及时调整治疗策略。

2. 日常生活中注意要点

避免长时间憋尿,保持规律的排尿习惯。如果有高血压、糖尿病等基础疾病,需要严格控制血糖和血压水平,以减少对肾脏的损害。同时,保持健康的饮食习惯,控制盐分摄入,增加水果和蔬菜的摄入。应保持充足的水分摄入,避免长时间脱水。如果有慢性肾脏疾病,需要提前告知医生,以便就医时医生根据具体情况调整治疗方案,确保治疗及手术的安全性。

(杜旭、吴品雯)

> **麻医有话**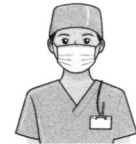
>
> 通过以上围手术期综合性的策略和措施,麻醉医生能够有效地保护患者的心功能、肝功能和肾功能,减少可能的并发症,促进患者的平稳恢复。在日常生活中,麻醉医生不仅是技术的执行者,更是健康理念的传播者,我们倡导预防优于治疗的原则,鼓励大家通过科学合理的饮食、适量的运动、良好的作息及积极的心态来呵护自己的心、肝、肾,做到保持健康的生活方式。

让"肺"安全度过围术期

如果说麻醉医生是飞行员,人体就是这架飞机,而肺就是这架飞机的涡轮,运转正常,飞机就可以安全起降。让"肺"安全度过围术期,对患者安全度过手术至关重要。通过前面的阅读,我们已经了解到肺部可以让我们的身体与外界交换气体、可以维持身体的酸碱平衡、过滤血液中的杂质。但手术麻醉会对"肺"造成很大的影响,"肺"又是如何安全度过围术期的?下面就让我带你们了解一下手术麻醉过程中"肺"的历程。

手术麻醉对"肺"做了什么

在手术和麻醉过程中,尤其是在全身麻醉下,正常的自主呼吸功能会被抑制或取代。手术中的体位改变、手术创伤和麻醉药物都可能对肺部产生压力,影响其正常功能。手术和麻醉期间液体丢失与补充、体温调节失调等,也都会增加肺部并发症的风险。因此,保护肺部,确保其功能在手术中不受损害,对于维持患者生命体征的稳定、减少术后并发症和加快恢复过程至关重要。通过合理的麻醉管理,可以有效地最大限度地减少肺部的潜在损伤,保证手术的顺利进行和患者的快速恢复。

麻醉医生是如何帮助"肺"安全度过围术期的

手术前,充分评估与准备:手术前,麻醉医生会重点评估患者的肺功能,预防潜在的术中和术后呼吸问题。在这个过程中,麻醉医生会详细收集患者的既往史,特别是呼吸系统相关疾病史,如哮喘、慢性阻塞性肺病(COPD)、吸烟史等,并通过各种检查判断肺的功能是否正常,比如通过肺功能测定判定通气情况,通过胸部X光片或CT扫描评估肺部的结构状况。

为了改善患者肺功能,降低术后并发症的风险,麻醉医生会针对上述测试结果来让患者做一些术前肺锻炼,包括呼吸肌的训练、术前戒烟等。

同时,根据患者的具体情况,麻醉医生制定个性化的麻醉计划,为患者选择最合适的麻醉方法和药物,以最大限度地减少对肺的影响。

手术中,全力保护:在手术期间,特别是当患者处于全身麻醉状态时,肺的功能会受到抑制,患者失去自主呼吸的能力。麻醉医生需要确保肺的气体交换功能正常,以支撑整个手术过程。

首先,麻醉医生会使用麻醉机来帮助患者呼吸,根据患者的基本情况,调整麻醉机的潮气量、呼吸频率和吸氧浓度等参数,来控制患者的氧合和二氧化碳的排出。这里的潮气量是指我们每次呼吸吸入的气体量。调整这个参数可以确保有足够的气体供肺进行交换,同时避免气体量过大,导致肺部过度膨胀,造成损伤。通过调整呼吸频率和吸氧浓度,可以维持血液中氧气和二氧化碳的适当水平,满足身体的需求,并避免二氧化碳过高或过低对患者的酸碱平衡造成影响。

除了调整麻醉机的参数外,麻醉医生还会采取一些特殊的肺保护策略来预防肺不张等肺部并发症。如给麻醉机设置呼气末正压,让一定气体一直留存在肺泡内,防止肺泡塌陷;周期性地给肺部注入一定的气体,并维持一定时间,让肺部充盈,让闭合的肺泡打开;限制麻醉机的峰值压力,防止麻醉机给肺充气的压力过大,导致肺泡过度膨胀甚至破裂。

在手术过程中,麻醉医生还会通过多种手段来监测肺的功能是否处于正常状态。如通过听诊来检查肺部的通气情况,以确保肺部没有塌陷或积液等问题发生;通过定期抽取患者的动脉血,检查血液内的氧气、二氧化碳水平,以及酸碱、电解质水平,并根据血液检查的结果,随时调整,确保肺功能正常。

手术过程中,麻醉医生通过精细的调节和实时的监测,确保患者在整个手术过程中肺部功能得到最大程度的保护。

手术后,协助恢复功能:手术完成后,患者的肺功能逐步恢复,但恢复过程仍需要麻醉医护团队的严密监测,以确保呼吸平稳且有效。

在恢复初期,因仍受麻醉药物的影响,患者的自主呼吸虽然逐步恢复,但肺的功能还不能够完全维持身体的需要。麻醉医生会根据患者呼吸恢复情况,逐步减少机器对呼吸的支持,并通过观察患者的呼吸幅度、呼吸频率和氧饱和度等,动态调整支持策略,直到患者肺功能能够维持正常身体需求。

手术后,因为疼痛,患者常不敢深呼吸和咳嗽,导致痰液无法排出,从而引起肺部感染。因此,麻醉医生会把患者的疼痛控制在深呼吸和咳嗽都不痛的水平,让患者能够畅快呼吸、有效咳嗽,加速肺功能的恢复。

(唐苑、王树欣)

麻医有话

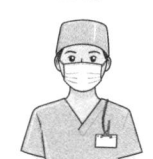

即使手术对肺造成不良影响,通过麻醉医生手术前的充分评估与准备,手术中的精细管理、全力保护,手术后恢复过程的支持,都让肺能够维持最佳状态,安全度过围术期。

防血栓，保安全

在手术室这个神秘的战场上，除了紧张有序的手术进程，还有一场鲜为人知的较量——与血栓的斗争。麻醉医生不仅是生命的守护者，更是隐形的战士。他们手握神秘盾牌，与血栓这个潜藏的敌人进行着无声的战斗。今天，我们一起探索麻醉医生如何预防这位隐形杀手的突袭。

隐形杀手——血栓

血栓主要是因为静脉血流缓滞和血液高凝引起的，是血液在静脉内不正常凝结形成的小团块。这个小小的血块，听起来似乎人畜无害，却可能成为致命的威胁。血栓可发生于全身各部位静脉，以下肢深层静脉最为多见，即深静脉血栓。下肢深静脉血栓发生时，患者会感到小腿肿胀、疼痛、皮肤颜色变紫变暗。就像是血管中的"交通堵塞"，血栓不仅阻碍血液流动，血栓脱落后，还可能堵塞肺部血管，引发致命的肺栓塞。在择期全麻手术中，血栓栓塞的发生率虽然只有 $0.1\% \sim 0.8\%$，但在某些高风险手术，如髋关节置换手术，这个数字可以升至 $2\% \sim 3\%$。原本井然有序的手术，突然被不速之客闯入，打乱了原本和谐的节奏。

麻醉医生的"隐形盾牌"

面对这样的敌人，麻醉医生有一套"防血栓"的策略。依靠这套战术形成的"隐形盾牌"，从术前到术后，每一步都精心设计，全方位确保患者安全。

手术前，麻醉医生会进行一场"情报搜集"。他们会评估患者的血栓风险，根据手术的类型（髋/膝关节置换术、髋部周围骨折手术、严重创伤或脊柱损伤、妇科肿瘤手术、减重手术），患者的年龄、疾病状态（吸烟史、恶性肿瘤、肥胖、既往栓塞史、严重凝血功能障碍），甚至是遗传倾向等，来评估患者发生血栓的风险，侦察敌情。通过一系列的评分系统，医生能够预测患者发生血栓的可能性，并据此制定预防策略。对于低危风险的患者，采用基本预防，进行下肢肌肉按摩，足踝活动，使用间歇充气加压装置和弹力袜，给患者的下肢穿上一层保护甲，通过加速血液流动，减少血栓形成的机会。对于中高危患者，追加药物预防，使用低分子肝素避免血栓的形成。对于极高危或已有血栓的患者，必须进行抗凝治疗或桥接治疗，通过低分子肝素桥接，帮助他们在手术前达到最佳状态，将血栓栓塞的风险降到最低。

手术中，麻醉医生会采取多种措施来主动出击，防止血栓的形成。首选的秘密武器是间歇充气加压装置和弹力袜，避免患者下肢长时间处于肌肉松弛、静脉舒张的状态。麻醉医生还会根据需要适当输液，必要时监测机体的凝血功能。

手术后，战斗并未结束。麻醉医生会继续监控患者的状况，采取基本预防、物理预防和药物预防的措施，降低术后下肢深静脉血栓形成的发生率。基本预防措施是那些对抗血栓的日常生活小技巧。如抬高患肢、静脉血栓知识宣教、勤翻身、早期功能锻炼、下床活动、深呼吸及咳嗽动作，以及适度补液和多饮水等。此外，改善生活方式，如戒烟、戒酒、控制血糖及血脂等，也是我们健康生活的好伙伴。物理预防措施则是加速血液循环的黑科技。足底静脉泵、间歇充气加压装置、梯度压力弹力袜等,利用机械原理促使下肢静脉血流加速,减少血液滞留,降低血栓形成的风险。药物预防,则能根据患者的具体情况精准打击血栓。

在某些特殊情况下,如患者存在抗凝禁忌,医生会调整战术,使用下腔静脉滤器来拦截可能脱落的血栓,防止它们引发更严重的并发症。

(魏婉婷、方浩)

麻医有话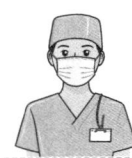

在这场与血栓的较量中,麻醉医生不仅是战士,更是策略家。他们用专业的知识和技能,为每一位患者筑起了一道道防线,确保了手术的安全与成功。作为观众,也应该了解这些知识,为自己的健康护航,了解这些"隐形盾牌"的存在,将有助于我们更加信任和配合医生的工作,共同打赢这场血栓大作战。

助你做个有温度的人

一个普通的早晨,张医生正在为即将进行的手术做着最后的准备。手术室里,气氛既紧张又有序。

患者小李略显紧张地问:"张医生,我感觉手术室好冷啊,能把空调开得高一点吗?"

张医生微笑着回答:"手术室的温度是经过精心控制的,这样有利于手术的进行。别担心,我们会通过其他方式给你保暖。"

手术室给外界的刻板印象一直是冰冷无情的,患者会因为各种原因"瑟瑟发抖"。与小李一样的诉求,几乎每个患者都会提出。但是为什么我们还是不把温度调高呢?

手术室的温度一般控制在 22～25℃,湿度在 50% 左右。之所以这么严格地控制温湿度,主要是为了抑制细菌等微生物的繁殖,从而减少手术感染的风险。同时,适宜的温度还有助于手术医生和护士保持高度的专注、实施精准的操作,有助于医疗设备正常运行,为手术的顺利开展提供最全面的保障。

被严格控制的温度,并不是手术室让人感觉冰冷的根源。除了环境温度外,患者自身年龄、体重、手术大小、手术中冲洗液体、麻醉的实施、手术中输血、输液等各种原因都是导致患者身体热量流失,体温下降的危险因素。最终,患者就是感觉寒冷,"瑟瑟发抖"。

众所周知,体温是被视为人体的第四大体征,人体具有一套复杂的体温调节机制,是通过产热和散热的平衡来维持恒定的体温,而保持体温恒定是保证我们身体新陈代谢和正常生命活动的必要条件，体温的变化能够直接反映人体的健康状况。因此，低体温除了让患者感到寒冷不适外，还有很多危害。患者体温过低，会让手术切口感染率明显增高；引起心律失常、心肌缺血等多种心血管不良事件；影响患者凝血功能，导致手术出血增加；延缓麻醉药物代谢，导致手术后患者麻醉苏醒速度减慢、苏醒时间延长；减缓术后康复进程，导致住院时间延长。因此，为了避免患者术中热量流失过多，出现低体温，改善患者预后和提高术后生活质量，我们通过多种方式，努力帮助患者在手术中做个有温度的人。

首先，就是严密监测体温。只有了解了患者真正的体温，我们的保温措施才能更加精准。因为人的身体表面不同部位温度是不一样的，而鼻咽部、鼓膜、膀胱等处的核心体温却更加均匀一致，能更好地反映人体的热量状态。所以，我们更多地监测较易获取的鼻咽温或鼓膜温，我们日常生活中常见的耳温枪，就是测的鼓膜温度。手术过程中，我们会每15～30分钟测量一次体温，直至手术结束。

其次，就是为患者实施多种保温措施，保证患者核心温度不低于36℃。我们的保温措施分两种，一种是保证手术室温度恒定，且不低于21℃，同时减少手术部位的暴露，非手术部位为患者加盖棉毯、手术单、保温毯等被动保温措施，这些简单的保温措施就可以减少患者30%的热量散失；另一种就是主动保温措施，比如手术过程中将为患者输注的液体和血液、冲洗手术部位的冲洗液等，先经过特殊的预热设备进行处理，确保其温度接近患者体温后，再输注给患者；使用特殊的加热装置，如在患者手术床上铺加热毯，用暖风机加热患者盖的棉被等，通过空气对流或接触传导等方式，使患者身体加温，减少热量丢失。但这些主动保温措施的温度都是被严格控制的，以保证在实施过程中，不会烫伤患者，也不会因为实施保温措施，矫枉过正，导致患者体温过高。

从严密体温监测、手术室温度调节，到使用多种保温措施，我们确保患者在手术全程中保持体温稳定，不仅提高了手术的安全性，也提升了患者的舒适度。

除了环境温度的控制，我们还注重手术室的"人文温度"。我们知道，在冰冷的手术刀和精密的仪器之间，患者需要的不仅是技术和专业，更需要医生的关爱和安慰。我们想通过温暖的问候、鼓励的眼神、轻柔的动作，让患者感受到来自医生的关怀和温暖。让患者身暖、心也暖，不再紧张、惧怕，更好地配合手术治疗。

麻醉过程中的"温度"管理是一项综合性的工作，需要我们在关注患者生理温度的同时，兼顾其心理"温度"，通过科学的温度管理措施和人文关怀的融入，让更多的患者在手术过程中保持"温度"，为患者的手术康复增添一份"温度"。

（刘文进、王树欣）

为你保驾护航的麻醉医生

手术室内他们在做什么

手术室是神秘的,而深藏在手术室内的麻醉医生更显神秘。我们大部分人是没有进过手术室的,没有机会接触麻醉医生,即使有少部分人进过手术室,因为大部分时间是睡着的,他们对麻醉医生的记忆也是模糊的。因此,很多人说,麻醉医生打一针就完事啦,但大家不知道的是"手术医生治病、麻醉医生保命",整个手术的安全是由麻醉医生保证的。就像我们去乘飞机,仅在飞机起飞前能听到机长告知飞机即将起飞,我们却不能说,机长让飞机飞起来就完事啦。麻醉的实施就像开飞机,麻醉医生是机长,麻醉的整个过程"诱导期、维持期和苏醒期",等同于飞机的"起飞、巡航和着陆",充满风险和挑战。

那么,在你睡着的时候他们到底在手术室里做了什么?让你睡着和醒来的麻醉医生到底是怎样保证你的安全的?现在就让我们来揭开这神秘的面纱。

"飞行"前的准备

飞机起飞前会有机务检查飞机的各项性能，保证飞行的安全。麻醉医生在实施麻醉前也会做好各项准备，以确保麻醉期间患者的安全。

首先，他们会在手术前一天进行术前访视，了解患者的身体状态、伴随疾病、使用药物、各项指标等，从患者心肺功能是否可以承受手术，到假牙是否会因为插管而脱落等，全面评估患者的麻醉风险；并与外科医生沟通手术方式，评估术中出血等意外事件的可能性，从而决定麻醉方式，以做好应对风险的充分准备。

其次，手术当天，麻醉医生还会全面检查麻醉机、心电监护仪、微量泵、吸氧装置、吸引装置等仪器设备的性能，保证麻醉正常实施。

最后，就是在麻醉前给患者打一针。光这一直被大家误解的"打一针"，就有很多种。第一种是用作术中输血、输液的静脉留置针。根据手术大小和术中出血等风险的大小，麻醉医生会决定在患者手背上打一针还是后颈部打一针。在手背上打的是外周静脉留置针，在后颈部打的是中心静脉留置针。两者作用一样，但中心静脉留置针，可以让麻醉医生能够快速输血输液，更加从容地应对患者在手术中出现的各种意外状况。第二种是用作动态监测患者血压的动脉留置针。当患者存在因手术或基础疾病，导致需要血管活性药来维持循环稳定的情况时，麻醉医生会考虑在手腕处打一针，随时监测患者血压的变化。第三种是实施区域神经阻滞的针，根据手术需要阻滞神经的位置，麻醉医生会把这一针打在患者腰部、背部、颈部、腋下、臀部、大腿、小腿等各个位置，阻断相应位置神经支配区域的感觉和运动功能。

当做好充分准备后，麻醉医生为患者实施麻醉，进入麻醉诱导期（飞机起飞阶段）。

"起飞"

麻醉诱导时，患者的记忆是："麻醉医生把一个面罩扣在我的脸上，让我深呼吸，不一会就睡着了。"所以很多患者会觉得这是一个"神奇的面罩"，但真的是这个"神奇的面罩"让患者睡着的吗？

实际上，面罩是患者和麻醉机的连接器，麻醉机通过面罩给患者提供源源不断的氧气。患者通过深呼吸，可以提高肺泡内氧气比例，减少麻醉诱导时出现低氧血症的风险。在患者做深呼吸的同时，麻醉医生会通过前面打的静脉留置针，为患者静脉注射麻醉药物，让患者睡着。

惊心动魄的事情，永远都是发生在患者睡着之后。患者并不是简单地睡着。麻醉医生注射的麻醉药物，不仅会让患者失去意识，还会让患者停止呼吸、全身痛觉消失、遗忘、反射抑制、肌肉松弛，同时会引发患者循环系统的剧烈波动。麻醉医生需要紧盯监护仪，随时调整患者的心率、血压等各项生命体征。当生命体征趋于稳定后，麻醉医生会为患者实施气管插管，通过这根管子，让麻醉机与患者连接，让麻醉机帮助患者呼吸。

一切稳定后，进入麻醉维持期（飞行过程），手术开始。

"飞行"过程

手术实施过程中，麻醉医生根据手术进程和患者反应，通过调整麻醉药物使用量来调控麻醉深度，以保证患者在安全、舒适、无痛的状态下接受手术。同时，每个患者对麻醉药物的反应不同，在手术的不同阶段会因手术、麻醉及自身疾病的原因，出现各种突发性变化。所以无论手术大小，麻醉医生都需要寸步不离地守护在患者身边，时刻紧盯心电监护仪和麻醉机，及时发现患者生命体征（包括心率、血压、血氧、体温等）的任何变化，并迅速应对术中大出血、心跳骤停、严重过敏反应等各种危急情况，及时处理，维护患者手术过程的生命安全。

"飞机"的降落

手术结束，麻醉医生会停止使用麻醉药物，让患者逐步苏醒。但麻醉医生的工作并没有结束。因为即使停止使用麻醉药物，药物的残留作用并没有完全消失，让患者安全、舒适地醒过来的过程就像让飞机平稳着陆的过程，充满风险。麻醉医生需要让患者的意识、呼吸、肌力、保护性反射等有序恢复，并时刻观察、准确判断、适时撤除呼吸支持，拔除气管导管。同时，做好术后镇痛，应对苏醒过程中出现的呼吸抑制、恶心呕吐、喉痉挛等各种波折。当患者各项生命体征稳定后，才把患者安全地送回病房。

麻醉医生每天都会面对各种类型的手术、各式各样的患者，但他们都会默默守护着每一个手术患者的安全，甘当手术室内的"幕后英雄"。

（王树欣、冯丽）

走出手术室的"麻辣"医生

如今,麻醉医生的工作场所早已从手术室内走向手术室外,参与无痛胃肠镜、无痛分娩等,成为舒适化医疗的急先锋。另外,院内外的急危重症患者的抢救,也离不开麻醉医生的身影。

麻醉评估门诊

个体化麻醉是根据患者的具体情况制定出最适合的麻醉方案,以提高麻醉效果和安全性。在实施各类麻醉前,麻醉医生需要详细评估患者的健康状况,包括病史、药物使用史、过敏史、进行体格检查和患者近期的检验检查报告,有助于确定患者接受麻醉和手术的风险,并制定适合的麻醉计划。

根据术前评估,麻醉医生会评估潜在的麻醉和手术风险,与患者及其家属进行沟通。基于术前评估,麻醉医生会制定一个个体化的麻醉方案,选择合适的麻醉方式(全麻、局部麻醉、硬膜外麻醉等)。

介入手术麻醉

近年来,随着介入手术在临床上的广泛应用和发展,越来越多的疾病和医疗问题得到了更为有效和及时的治疗。介入手术以其精准、微创、高效的特性,在心血管、神经、消化、呼吸、泌尿、肿瘤等多个医学领域取得了显著成果。例如,在心血管介入方面,冠状动脉支架植入术、先天性心脏病介入封堵术等大大降低了患者的心脏病发作风险;在神经介入领域,颅内动脉瘤栓塞术、脑卒中取栓术等提升了患者的生存质量和预后效果;而在肿瘤介入治疗中,射频消融、微波消融、粒子植入等技术则有效控制了肿瘤的生长,减轻了患者的痛苦。

此外,随着人工智能、大数据等先进技术的发展,介入手术正朝着智能化、精准化的方向迈进。其中,介入手术麻醉是介入手术的重要组成部分,为了适应各种复杂的介入手术操作,麻醉医生需要具备丰富的知识和技能,以维护患者的生命体征稳定,确保手术过程顺利进行。随着介入手术范围的扩大和难度的增加,麻醉医生面临着越来越多的挑战。他们需要不断学习和掌握新的麻醉技术和设备,提高自身的专业素养,以适应不断发展的介入手术需求。同时,加强术前评估和术后管理,完善麻醉并发症的预防和处理措施,也是提高介入手术麻醉安全性的关键。

气管镜麻醉

气管镜检查是一种在临床实践中广泛应用于呼吸道疾病诊断、气道异物取出及咯血患者止血等重要医疗程序。在实施气管镜检查时,麻醉管理是确保患者安全舒适、手术顺利进行的关键环节。针对气管镜手术,麻醉医生的首要任务是确保患者呼吸道通畅。这包括评估患者的气道状况,如是否存在狭窄、梗阻或分泌物积聚等问题,并采取相应的措施,如使用支气管舒张剂、吸引器清除分泌物或进行气道整形等,以维持或改善患者的通气功能。在此基础上,麻醉医生会根据患者的状况和手术需求,合并使用镇静药物、镇痛药物及其他辅助药物来实施麻醉。这些药物的选择和剂量调整需根据患者的年龄、基础疾病、手术类型等因素综合考量,以达到最佳的麻醉效果。

内镜检查麻醉

消化内镜作为一种重要的医学检查手段，在诊断和治疗消化道疾病中发挥着不可替代的作用。根据其目的和操作方式的不同，消化内镜可以分为诊断性检查和治疗性检查两大类。诊断性检查主要包括常规的胃镜、肠镜等，主要通过观察和评估消化道黏膜的状态，从而辅助诊断各种消化道疾病，这类检查通常创伤性较小，操作时间也相对短暂。治疗性检查则是在诊断的基础上，针对发现的病灶进行相应的治疗，包括内镜下黏膜剥离术（ESD）、逆行性胰胆管造影（ERCP）等，这类操作复杂度较高，持续时间较长，对患者造成的创伤也较大。

在消化内镜的操作过程中，麻醉管理是确保患者安全与舒适的关键环节。麻醉医生会根据患者的身体状况、内镜操作需求及手术类型等因素，制定出详尽的麻醉方案。在给药过程中，麻醉医生会采用静脉或吸入等方式给予患者适当的镇静剂和麻醉剂，以达到舒适、顺应性遗忘的状态，减少患者的焦虑和恐惧情绪，同时避免患者因不适或疼痛而发生的呛咳反应，保障内镜检查操作的顺利进行。针对不同的消化内镜操作，麻醉医生还需灵活调整镇静深度。对于诊断性检查，一般采用保留自主呼吸的轻度至中度的镇静，确保患者能够较好地耐受检查并保持相对清醒的状态，利于发现细微病灶。对于治疗性检查，特别是那些操作复杂、耗时较长的手术，如 ESD 或 ERCP 等，麻醉医生可能会根据需要实施中度至深度的镇静，甚至全身麻醉,以保障患者生命体征的平稳和手术的顺利进行。

CT 与 MRI 检查麻醉

在患者需要进行 CT 与 MRI(计算机断层扫描和磁共振成像)检查时,通常要求患者保持相对静止且配合检查。对于大多数清醒且神志正常的成年人来说,他们能够在没有麻醉的情况下完成这些检查,通过医护人员与其沟通、解释检查过程及配合要点,多数人能够按照指令保持良好的体位固定及检查配合。然而,在部分特殊情况下,例如患者患有幽闭恐惧症,对封闭环境具有强烈的恐惧反应时,或者是针对儿童及无法沟通合作的无意识障碍患者,如重度昏迷或痴呆症患者,进行 CT 和 MRI 检查就需要采取一定的镇静或全身麻醉措施以确保检查的顺利进行。

产科镇痛分娩

在现代医疗实践中,倡导以人为本,提倡在保证母婴安全的前提下,最大限度地减轻分娩痛苦,优化分娩体验。这项麻醉技术也被誉为"人类之光"。分娩镇痛是一种在产妇分娩过程中采用一定的方法使疼痛减轻或消失的技术,其核心目标是在确保母婴安全的前提下,减轻或消除产妇分娩时的疼痛感受,提高产妇的满意度与分娩体验。在过去,由于对分娩疼痛的普遍认知和医疗技术的局限性,产妇往往需要经历较强烈的生理疼痛。随着医学技术的不断发展与进步,镇痛分娩已经被广泛应用。镇痛方法需要麻醉医生对产妇进行硬膜外穿刺并置管,选用不影响宫缩,仅阻滞感觉神经的低浓度局麻药和小剂量麻醉性镇痛药，新的给药方式——产妇自控硬膜外加药技术，减轻产程疼痛，缓解产妇的焦虑，提高阴道分娩的成功率。

院内急救麻醉

除了一些常规的麻醉，麻醉医生往往承担着院内急危重症的气管插管工作。除此以外，针对一些特殊患者，麻醉医生还需要进行深静脉置管，如失血性休克患者，外周血管塌陷需要尽快补液；恶性肿瘤患者需要行化疗治疗，患者无法耐受化疗药物对外周血管的刺激，可经深静脉置管进行化疗；手术患者术后需要长期输液治疗，尤其需要补充含脂肪乳、氨基酸、电解质等混合而成的"全合一"肠外营养液，以及监护室内需要长时间使用血管活性药物的患者。

其他麻醉

在目前，对于一些心律失常的患者进行电复律治疗时可以给予一定程度的镇静，以减轻电流通过人体时，患者的疼痛感；在进行经食道超声检查（TEE）时，也可以在监护状态下给予镇静，减轻患者的呛咳，提高检查的成功率。

总的来说，麻醉的发展历程是一个不断探索、创新和完善的过程，旨在为患者提供更安全、更有效的疼痛管理和手术治疗。随着医学技术的不断进步，麻醉医生已由"幕后"转向"前台"。未来，麻醉学科还将紧随人工智能等前沿科技不断为人类健康事业做出更大的贡献。

（杜旭、吴品雯）

麻醉和健康息息相关

探索麻醉的奇妙世界：麻醉不仅仅是手术的"好帮手"

提起麻醉，你的脑海中是否就浮现出手术室里，麻醉医生手持针管，向患者走来的场景？确实，麻醉在手术中扮演着至关重要的角色，但麻醉的神奇之处远不止于此。在现代临床医学中，麻醉已经跨越了手术室的门槛，成为治疗多种疾病的"秘密武器"。下面就让我们一起探索它在治疗领域的新用途。

疼痛终结者

麻醉是一位全能的"镇痛大师"。麻醉在无痛检查中扮演着重要角色。想象一下，如果没有麻醉，我们面对无痛胃镜、无痛肠镜、无痛膀胱镜这些检查该多么恐惧不安，麻醉能让各种医疗检查和治疗都变得轻松舒适。麻醉的魔法不仅仅局限于这些无痛检查，在治疗颈椎病、肩周炎、腰椎间盘突出、腰肌劳损、筋膜炎和类风湿性关节炎等慢性疾病时，麻醉就像一位温柔的"按摩师"，用它的"疼痛缓解术",帮助患者减轻痛苦,恢复活力。

在术后镇痛和癌症晚期镇痛的领域,麻醉则变身为"疼痛救援队"。药物分队——救援队的"主力军",由非甾体类抗炎药、阿片类药物和辅助药物组成,减小疼痛;神经阻滞小组——救援队的"特种兵",精准阻断疼痛信号的传递;鞘内药物输注系统——救援队的"高科技武器",狙击疼痛的源头;脊髓电刺激团队——救援队的"黑客",释放电刺激干扰疼痛信号传递;神经毁损术——救援队的"爆破专家",毁损传递疼痛信号的神经。

肌肉痉挛的克星

癫痫、狂犬病、破伤风等疾病引发的肌肉痉挛,听起来就让人不寒而栗。麻醉就像一个指挥家,迅速降低神经细胞和脑细胞的兴奋度,让它们安静下来,恢复秩序,快速缓解痉挛症状,再辅以药物治疗,使患者化险为夷,避免引发严重后果。

顽固性失眠的"催眠师"

顽固性失眠,也称慢性失眠,是一种严重的睡眠障碍,即使经过两种以上不同种类的药物治疗,失眠仍旧反复发作。麻醉睡眠治疗提供了一种新的治疗选项。它通过麻醉诱导、麻醉技术(星状神经节阻滞)和睡眠药物的联合使用,改善脑部血液循环,调节人体的自主神经功能,有助于患者恢复自然的睡眠周期。再辅以心理治疗,改变患者对失眠的认知和行为模式,以减轻症状并提高睡眠质量,从而有效治疗失眠。重要的是,这种方法不会导致成瘾或治疗后的反弹效应，但必须在专业的麻醉医生监督下进行。

交感神经紊乱的"平衡大师"

在人体的神经系统中，交感神经和副交感神经是两个相互平衡的伙伴，它们共同维持着身体的和谐与稳定。当身体的平衡被打破，比如在紧张应激状态下，交感神经活动变得过于活跃，就可能导致各种功能障碍，如睡眠障碍、阵热潮红、创伤后应激障碍等。

在这个平衡被扰乱的战场上，麻醉药物和治疗技术成为恢复和谐的关键力量。常用的麻醉药物如丙泊酚、右美托咪啶及麻醉技术星状神经丛阻滞和硬膜外阻滞，能够降低交感神经的兴奋性，帮助恢复自主神经功能的平衡，改善机体的应激状态。

微循环障碍的"疏通者"

微循环就像是城市中错综复杂的小巷，将血液输送到身体的每一个角落。然而，当微循环发生障碍，就像是小巷中的交通堵塞，血液流动受阻，导致局部组织面临缺血缺氧坏死的困境。麻醉神经阻滞技术扮演着"交通指挥"的角色。星状神经丛阻滞，通过抑制交感神经功能，恢复血液流动的秩序，有效治疗循环系统疾病。

银屑病的"隐身斗篷"

银屑病，一种由自身免疫系统紊乱引起的皮肤病，患者苦不堪言。传统的皮肤科治疗方法，无论是局部用药还是全身用药，都存在一定的局限性，疗效一般且复发率高。麻醉提供了两种创新的治疗方法：硬膜外阻滞和丙泊酚联合东莨菪碱静脉麻醉。这两种麻醉治疗方法主要通过恢复神经系统的平衡，减轻机体的应激反应，有效抑制自身免疫反应，达到治疗效果。

渐冻症的"时间调停者"

渐冻症，一种罕见的、难以治疗的疾病，它悄无声息地冻结着肌肉的力量，让它们逐渐萎缩无力，最终导致整个身体的运动功能陷入停滞。麻醉这一"守护天使"，通过让患者进入深度睡眠，帮助运动神经元修复，减缓病情恶化。给渐冻症患者带来一股温暖的春风。

麻醉的神奇之处远不止这些，它还可以应用于急救、休克等紧急医疗情况，降低患者的死亡率。它不仅仅是手术中的"睡眠魔法"，更是医学领域中一个多才多艺的"超级助手"。随着医学的不断进步，麻醉学也在不断发展，其在疾病治疗中的应用范围不断扩大，为许多疑难杂症的治疗带来了新的希望。让我们一起期待麻醉在未来的医学领域中展现更多的神奇力量吧！

（魏婉婷）

麻醉后的快速康复之"早活动"

在现代医学领域，麻醉技术作为手术和治疗过程中不可或缺的一部分，对于患者的康复速度和治疗效果有着深远的影响。本文将围绕"早活动，早康复"这一主题，探讨麻醉技术在促进患者术康复方面的作用，以及如何通过合理的麻醉管理来实现这一目标。

术后早活动的意义

"早活动，早康复"的理念在医学界已得到广泛认可。早期活动不仅可以促进患者身体机能的恢复，减少术后并发症的发生，还能提高患者的心理状态，增强其康复的信心。对于接受麻醉手术的患者而言，早期活动更是具有重要意义。通过早期活动可促进呼吸、胃肠、肌肉骨骼等多系统功能恢复，有利于预防肺部感染、压疮和下肢深静脉血栓形成。可以促进血液循环，加速新陈代谢，有助于减轻术后疼痛，减少肺部感染等并发症的风险。

麻醉技术与术后康复的关系

麻醉技术的核心在于通过药物或其他干预手段，可逆地、暂时性地改变患者的神经传导和感知能力，使患者在手术或治疗过程中暂时丧失痛觉、意识，从而确保手术过程的顺利进行。麻醉技术是现代医学中不可或缺的一部分，它在手术、疼痛管理、重症监护及某些诊断性操作中发挥着至关重要的作用。然而，麻醉不仅仅是在手术过程中起到辅助作用的技术手段，它对于患者的术后康复具有深远的影响。当患者接受麻醉后，其生理机能，尤其是中枢神经系统和外周神经系统，会受到不同程度的抑制或激活，这可能导致术后的呼吸功能、循环功能、代谢功能及免疫功能等方面出现显著变化。因此，麻醉的选择和管理对于患者术后的恢复速度和质量具有至关重要的作用。为了促进患者的术后康复，必须根据患者的具体情况，选择最适合的麻醉方法和药物，并加强术后的管理和监测。

麻醉技术在促进早期活动中的应用策略

麻醉药物应用：在为实现快速康复目标，麻醉技术的选择与应用扮演着至关重要的角色。首先，在麻醉药物的选择上，麻醉医生需秉持精准医疗的原则，针对患者的具体情况（如年龄、性别、基础疾病、手术类型等），选取起效快、代谢时间短、不良反应相对较小的麻醉药物，以确保患者在手术过程中既能得到良好的镇静镇痛效果，又能在术后迅速从麻醉状态中恢复过来。

严密监测生命体征：麻醉过程中的生命体征监测与调控是保障患者安全、顺利度过手术关键期的重要环节。麻醉医生需借助先进的医疗设备和技术，持续而精准地对患者的各项生命体征进行严密监测，包括但不限于心率、血压、呼吸、氧饱和度及脑电双频指数等，并根据实时数据随时调整麻醉深度和给药量，确保患者在手术全过程中处于既无痛苦又不至于过深的麻醉状态，为术后早期活动提供有利的生理基础。

术后多模式镇痛管理：麻醉后的镇痛管理在加速患者术后康复过程中扮演着至关重要的角色。当患者接受大型手术或长时间、高风险的麻醉操作后，有效的术后镇痛策略是必不可少的。通过科学合理的镇痛管理方案，能够显著减轻患者的痛苦，确保其在术后初期就能得到充分的休息和恢复。有效的术后镇痛管理不仅能缓解伤口疼痛，还有助于减少因疼痛刺激引发的机体应激反应。在生理层面上，这可以降低机体代谢率，减轻心脏负担，从而对循环系统功能产生积极影响,使患者的心率、血压等关键指标更趋稳定;在心理层面上,良好的镇痛能够改善患者的精神状态,减轻焦虑和恐惧,进而增强其下床活动的耐受力和积极意愿。

麻醉技术创新:随着医学技术的不断进步,麻醉技术也在不断创新和发展。如今,可视化的区域麻醉、神经阻滞麻醉等麻醉技术已广泛应用于临床实践。这些技术不仅具有更好的镇痛效果,还能减少麻醉药物对患者身体机能的影响,从而有助于实现早期活动的目标。同时,麻醉监测技术的提升也为早期活动提供了有力保障。通过实时监测患者的生命体征和麻醉深度,医生可以更加精准地调控麻醉过程,确保患者在手术过程中的安全。

康复计划的制定与实施

除了麻醉技术和镇痛管理外,康复计划的制定与实施也是实现早期活动的关键。康复计划应根据患者的具体情况和需求制定,包括活动的种类、频率、强度等。同时,康复计划的实施也需要医生和患者的共同努力。医生应提供专业的指导和建议,患者应积极配合并遵循康复计划的要求。

(冯真、吴品雯)

> **麻医有话**
>
>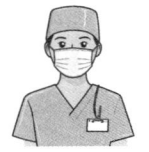
>
> 麻醉技术在促进患者术后康复方面发挥着重要作用。通过进行合理的麻醉药物及方式的选择和管理、多模式镇痛策略、创新的麻醉技术及康复计划的制定与实施，即可以实现"早活动、早康复"的目标。未来，随着医学技术的不断进步和创新，我们相信麻醉技术将在促进患者术后康复方面发挥更加重要的作用。同时，我们也期待更多的研究和实践能够为麻醉技术的发展和应用提供有力支持。

一起聊聊手术饮食

患者小张是个"吃货"，经常跟朋友一起约夜宵，胡吃海喝。他的经典名言是："人是铁、饭是钢，一顿不吃饿得慌。"正因如此，小张出现了糖尿病、肥胖、胆囊炎等各种疾病。这段时间，小张因为胆囊炎住院需要手术。当麻醉医生告知小张，明天手术术前需要禁食禁水时，小张惊呼："医生，我有糖尿病，不让我吃会晕倒的啊，这也太不人性化了！那我手术后是不是就可以直接吃饭了？饿了那么长时间，我得好好补一补。"隔壁床听见小张和麻醉医生的对话，也追问："医生，我有高血压，不能喝水的话，是不是药也不能吃了？"为了解答像小张这样的患者的疑问，我们今天就来聊一聊手术饮食。

为什么手术前要禁食、禁水呢

禁饮、禁食的目的在于排空胃内容物,防止手术过程中出现返流、误吸等意外。我们的食道和气道是共同开口于咽部的,在清醒状态下,我们吃的食物喝的水,不会进入肺部。这是因为我们的机体存在三道屏障进行"自我保护"。

第一道屏障是气道开口处的一个"活板门"——会厌,当我们吞咽时,会厌会将气道口关闭,使我们吞咽下的食物和水顺着食管顺利进入胃中。

第二道屏障是食管和胃连接处的食管下括约肌,我们的胃部像一个大袋子,当食物进入胃后,食管下括约肌会收缩,像是把装满食物的袋子口扎紧,这样胃内容物就不能向上反流回食管中。

第三道重要屏障是咳嗽反射,当有少量异物进入气道,刺激气道黏膜时,我们会反射性地咳嗽,此时高压气体从气道喷射而出,可以将呼吸道内的异物排出。有时我们喝水或者吃饭不小心呛到,引起剧烈咳嗽,正是这种保护性反射动作在发挥作用。

在麻醉的过程中,由于镇静镇痛药物和肌松药物的共同作用,人体的反射被抑制、肌肉松弛,三道保护屏障失去作用。如果患者在术前进食或喝水,胃内容物就会突破第二道屏障——食管下括约肌和第一道屏障——会厌,进入气道。这时,气道内第三道屏障也失效,无法将胃内容物排出,造成反流误吸。由于胃内容物含有食物、水、胃液等,还可能导致窒息、肺部感染等多种严重的并发症,在短时间内危及生命。

研究显示,术中发生反流误吸的患者约有 2/3 发生死亡或不可逆性肺损伤。所以，术前简单地不吃、不喝，就是减少手术过程的风险，我们何乐而不为呢？

禁食禁饮的时间越长越好吗

当然不是。术前长时间禁食禁饮，会让患者烦躁、焦虑；会大大增加手术中出现血流动力学紊乱、休克等不良事件的风险；可导致术后恶心、呕吐发生率增加、术后肠麻痹时间延长、术后胰岛素抵抗，延长术后住院时间。因此，在不增加患者反流误吸危险的基础上，找到合理的禁食、禁饮时间，对患者的康复尤为重要。

手术前该怎么吃好喝好

为了既保证患者安全又缩短禁食禁饮的时间，减少患者痛苦，麻醉医生们做了大量研究，为接受择期手术的健康患者，提供了术前禁食禁饮时间的建议：需要行全身麻醉、区域麻醉或手术镇静和镇痛（如无痛胃肠镜、无痛人流、无痛膀胱镜检查等）的患者，术前 2 小时，可饮用不含酒精的清液体；术前 4 小时，可食用母乳；术前 6 小时，可食用婴儿配方奶粉、液体类乳制剂、淀粉类食物；术前 8 小时，可食用肉类、油炸类、脂类食物。

虽然对术前禁食禁饮的时间和可食用的食物、饮料有了明确建议，但是很多人对各种食物的概念还是模糊的，甚至引起很多"乌龙"。比如术前 2 小时可饮用清液体，很多患者认为，液体就是指液体的食物，于是喝了牛奶、米汤，导致手术延迟。

术前可摄入的食物类型和禁食时间要求

最短禁食时间	可摄入食物类型
2 小时	白开水、糖水、无渣果汁、碳酸饮料等
4 小时	母乳
6 小时	配方奶粉、液体类乳制剂、淀粉类食物
大于 8 小时	肉类、油炸类、脂类食物

其实，清液体就是透明的液体，种类很多，主要包括白开水、糖水、黑咖啡、茶、无渣果汁和碳酸饮料、不含有米粒的米汤及 12.5% 碳水化合物饮料等。我们鼓励择期手术的健康成年人在手术前食用清液体，尤其是含碳水化合物的清液体。因为与无能量的清液体相比，含碳水化合物的清液体可以减轻患者术前饥饿感和降低胰岛素抵抗的发生率。但是液体之间不能混合饮用。最新版《美国肠内营养指南》（ASPEN）指出，茶和咖啡中加入牛奶视同固体食物，如果混合饮用，禁食时间应延长。

但一定要注意的是，以上建议仅适用于一般情况良好的患者。如果患者合并严重创伤、颅脑损伤、消化道梗阻、肥胖、妊娠等特殊情况，禁食时间需根据患者的具体情况来定，禁食时间可能更长或者由麻醉医生采取其他的处理方法来保证患者安全。

手术后该怎么吃好喝好

说完手术前的吃喝,接下来我们再聊聊手术后的吃喝。前面小张说的手术后直接吃饭,好好补一补,肯定是不对的。手术后怎么吃,需要根据患者手术类型和恢复情况决定。

一般全麻术后患者,在手术完成 4 小时后方可进食,进食顺序一般为清流→流质→软质→固体食物,进食的过程中速度宜慢,少食多餐,细嚼慢咽,忌辛辣刺激,忌油腻,忌烟酒。以胃肠道手术为例:胃肠镜检查的患者,术后 2 小时就可以喝少量水并进食软食;做了胃肠息肉切除的患者,进食时间需延长至 6 小时;黏膜下息肉摘除的患者进食则需要 24 小时后;行胃肠手术后的患者,则应禁食至胃肠道蠕动恢复、肛门排气后,方可进食。所以,术后一定要严

手术后可摄入食物类型	
类型	举例
流质	水、过滤后没有果肉的果汁、运动饮料等 蔬菜清汤、鸡清汤、牛肉清汤、鱼汤等
半流质	米汤、绿豆汤、藕粉、芝麻糊、蛋花等 粥、烂面、小馄饨、面包、蛋糕等
软质	菜泥、嫩菜叶、软茄子、软土豆、果泥、炒蛋、嫩豆腐等 肉末、肉丸、肉丝、肉泥、肝泥、鱼片、虾仁、虾球等

格遵医嘱进食,以免影响恢复。

(席林、王树欣)

麻医有话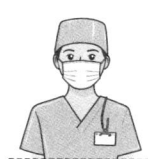
手术前需要口服药物(如降压药)的患者,手术当日晨起可用一小口水将药片服下,这对手术麻醉影响不大。